健康生活方式丛书

葛 声·主编

# 简单的健康减糖法

## 大字本

JIANDANDE
JIANKANG
JIANTANGFA

上海科学技术出版社

图书在版编目（CIP）数据

简单的健康减糖法：大字本 / 葛声主编. -- 上海：上海科学技术出版社，2025.6. --（健康生活方式丛书）. -- ISBN 978-7-5478-7123-2

Ⅰ.TS972.161

中国国家版本馆CIP数据核字第2025T465Y5号

健康生活方式丛书：简单的健康减糖法（大字本）
葛　声·主编

上海世纪出版(集团)有限公司 出版、发行
上 海 科 学 技 术 出 版 社
(上海市闵行区号景路159弄A座9F-10F)
邮政编码201101　www.sstp.cn

上海普顺印刷包装有限公司印刷

开本 890×1240　1/32　印张 5
字数：60千字
2025年6月第1版　2025年6月第1次印刷
ISBN 978-7-5478-7123-2/R·3251
定价：48.00元

------

本书如有缺页、错装或坏损等严重质量问题，请向工厂联系调换

# 内容提要

您谈"糖"色变吗？您还觉得代糖饮料可以畅饮吗？您还在为减肥而拒绝吃糖吗？

本书以日常生活小场景为切入点，既有共情的画面感，又有理性的科学道理，从如何正确认识糖、生活中应用的糖、糖摄入过多的现状和危害、有效控糖与减糖的方法等方面，层层递进，全面解析生活中让人又爱又恨的糖，让读者能够快乐轻松地减掉饮食中过多的糖，增加生活中的"甜"。

本书可供关心科学饮食、防控慢性病的读者系统了解相关知识，也可供健康教育、饮食行业工作人员参考。

# 编委会

**主　编**　葛　声
**副主编**　屠越华
**编　委**
（按姓氏笔画为序）
马爱勤　王　曼　冯晓慧　吕亭亭　任　茜
华淑瑶　刘海丽　孙　娟　苏晨曦　沈　静
张丽岩　罗泽华　金姝燕　唐　彦　曹　芸

# 序

本书以"问题导向"为核心特色,通过两大篇章、41个具体问题,层层递进地构建起关于糖的知识体系。首先,从基础概念切入,剖析糖的种类、代谢途径及隐形糖的隐蔽性,同时深入探讨代糖的安全性等前沿议题,为读者扫清认知盲区。然后,将视角转向日常,解答诸如水果越甜是否含糖越高、黑糖是否更营养等生活化疑问,兼具科学性与实用性。同时,以数据为支撑,揭示国人糖摄入超标的严峻现状,并聚焦糖过量对牙齿、视力、肠道菌群乃至慢性病的深远影响,敲响健康警钟。诸位作者提炼的诸多有效控糖与减糖的方法,则是全书的精华所在,不仅提供涵盖三餐制作、零食选择、外卖点餐的实操指南,还针对孕产妇、儿童、老年人等不同群体量身定制减糖策略,助力读者形成可持续的健康习惯。

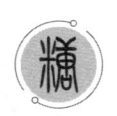

　　本书的独特价值在于其多维度、全场景的覆盖。一方面,内容横跨生物化学、营养学、公共卫生学等多学科,既有糖在烘焙中的美拉德反应等专业知识的通俗解读,也有看懂食品标签等实用技巧的贴心指导;另一方面,书中问题均源自真实生活场景,如冰镇西瓜为何更甜、减糖能否减重,既满足读者求知欲,又直接回应健康痛点。此外,本书尤为注重科学性与可读性的平衡,摒弃晦涩术语,代之以生动案例,使复杂机制一目了然。例如,通过解读游离糖与天然糖的区别,帮助读者理解天然糖与添加糖的本质差异,进而做出明智的饮食选择。

　　愿此书成为您健康之路上的一盏明灯,助您在甜蜜与健康之间,找到属于自己的平衡点。

葛　声

# 前　言

糖是我们饮食中不可或缺的一部分,却也潜藏着不容忽视的健康风险。从甜美的糕点、饮料到日常主食,糖以多样化的形态渗透于生活的每个角落。然而,人们对糖的认知往往停留在"甜蜜"的表象,对其本质、代谢机制、健康影响及科学减糖方法缺乏系统了解。

在健康意识日益增强的今天,减糖已成为全球共识,但盲目减糖或陷入误区反而可能损害健康。本书,正是一把解开糖之奥秘的钥匙,旨在引导读者以科学视角重新审视糖的"双面性",并在生活中实现健康与美味的平衡。本书并未停留于"戒糖"的简单倡导,而是倡导"科学减糖"的理念,既剖析代糖的潜在风险,也警示"过分减糖"的危害,引导读者在科学框架下灵活调整饮食。书中对无糖食品的客观评价、对隐形糖的深度揭秘,以

及对传统饮食文化的理性反思（如"红糖补铁"的迷思），均体现了作者团队的严谨态度与人文关怀。

《简单的健康减糖法》既是一部通俗易懂的科普读物，亦是常备的生活指南。无论是希望改善饮食习惯的普通读者，还是从事营养健康工作的专业人士，都能从中获得启发。它告诉我们：健康无需以牺牲美味为代价，真正的智慧在于科学理性地认知糖、正确合理地控制糖，为健康生活加"甜"。

编　者

# 目　　录

## 一、生活中的糖·································001
1. 什么是糖·································002
2. 哪类糖有益健康·························006
3. 糖有哪些营养和保健作用···············010
4. 应该主动限制的是游离糖···············013
5. 哪些食物含有隐形糖····················018
6. 什么是代糖·······························022
7. 糖在体内是如何代谢的·················028
8. 体内储存的糖可以用多久···············031
9. 吃甜食为何会上瘾······················034
10. 算算含糖饮料里的糖···················038
11. 哪些食品含糖量较高···················041
12. 吃糖或甜食后嘴里为何会有酸味······045
13. 为什么西瓜冰过之后会更甜············048
14. 水果口感越甜含糖量越高吗············050

- 15. 黑糖的营养价值更高吗 ......056
- 16. 红糖可以补铁吗 ......060
- 17. 糖在烹饪中发生了哪些变化 ......063

## 二、减糖更健康 ......067

- 18. 摄入糖过量有哪些危害 ......068
- 19. 国人日常糖摄入现状是怎样的 ......070
- 20. 代糖摄入过量有什么健康风险 ......072
- 21. 儿童吃糖过多龋齿发病率高 ......076
- 22. 糖吃多了会导致近视吗 ......079
- 23. 吃糖过多如何影响肠道菌群 ......082
- 24. 减重就是不吃糖、不吃主食吗 ......085
- 25. "无糖食品"可以放心吃吗 ......087
- 26. 哪些食品属于低糖食品 ......093
- 27. 早餐如何减糖 ......097
- 28. 午餐如何减糖 ......100
- 29. 做菜如何减糖 ......103
- 30. 做主食如何减糖 ......106
- 31. 减糖主食怎么选 ......109
- 32. 做汤羹如何减糖 ......110

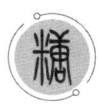

33. 喝果汁如何减糖 ················ 112
34. 吃零食如何减糖 ················ 116
35. 孕妇如何健康减糖 ············· 119
36. 老年人如何减糖 ················ 122
37. 中年人如何减糖 ················ 125
38. 小孩子如何减糖 ················ 130
39. 找到减糖助手：食品标签 ····· 135
40. 点外卖怎样减糖 ················ 139
41. 过分减糖对身体有哪些损害 ·· 142

# 一、生活中的糖

在生活中,糖无处不在,它既是让食物变得美味的"魔法调料",又与我们的健康紧密相连。这部分内容围绕生活中常见的与糖有关的现象展开科普。比如,从糖的定义和种类,到它在体内的代谢过程,还有不同类型的糖如游离糖、代糖等对健康的影响,为什么吃甜食会上瘾,如何控制每天的糖摄入量,哪些食品含糖量高需要注意,等等。还会揭秘吃糖后嘴巴发酸、西瓜冰过之后更甜的原因,糖尿病病人该怎么选择水果,以及黑糖、红糖是否真有特殊功效等,帮您了解生活中的糖,明明白白享受健康减糖生活。

# 1. 什么是糖

### 生活实例

超市里的零食柜台前,营养专业的大学实习生小王正在耐心地解答顾客的疑惑。

一位中学生妹妹拿起一包饼干,看了看配料表,问小王:"这个饼干不含白砂糖,是不是热量更低、更健康一点?"

小王接过饼干仔细看了一下,回答说:"你看,虽然它的配料表里没有白砂糖,但是它标注着含有果葡糖浆,也会产生热量,吃多了也会发胖的。"

中学生妹妹:"哦,是这样!那我就选苏打饼干吧。"

说起"糖",我们可能马上会联想到"甜蜜""美味"等一系列给人带来极佳味觉体验的形容词。

殊不知糖作为生物体维持生命活动所需热量的主要来源之一,概念与范畴远超出我们的想象。它不仅是营养物质,而且还具有特殊的生理活性,更与人类健康息息相关。我们不妨一起来重新认识一下"糖"。

## 有甜味的就叫糖吗

要定义物质,首先应该了解它内在的化学成分。糖由碳、氢和氧三种元素组成,是自然界存在最多、具有广谱化学结构和生物功能的有机化合物。日常生活中,糖是简单糖类的统称,通常是指具有甜味的单糖、双糖和寡糖,比如蔗糖。在营养学上,糖属于糖类中的一部分,糖类也就是碳水化合物的简称,包含种类众多,且因其结构及分类的不同,而具有不同的生物学功能。

## 糖有哪些种类

糖的分类方法很多,有的按照功能分类,如结构多糖、储存多糖、抗原多糖等；有的按照人体能否消化吸收分类，如分为可利用糖，即可以被人体消化吸收利用的各种糖类，另一类是不为人体利用的糖，例如纤维素等。目前使用最多的糖的分类方法是按照单糖分子聚合度进行分类，可分为单糖、寡糖和多糖。单糖又称简单糖，1个单糖分子，不能被水解，包括葡萄糖与果糖；寡糖可以被水解成双糖或三糖乃至四糖、五糖等，多糖可以被水解成10个及以上单糖分子。其中，单糖和双糖多具有甜味，是名副其实的"糖"，比较常见的单糖有葡萄糖、果糖等，双糖有蔗糖、乳糖、麦芽糖等。

（1）最常见的糖：单糖

葡萄糖：葡萄糖是构成多种碳水化合物的最基本单位，如淀粉分子就是由许多葡萄糖分子构成的，而蔗糖分子则是由一分子的葡萄糖和一分子的果糖合成的。葡萄糖能直接参与新陈代谢过程，淀粉和蔗糖在人体内也必须先转化为葡萄糖才能被人体组织吸收和利用。因此，单糖不但是最常见的糖，也是世界上最丰富的有机物，在动物的血液、脑脊液、淋巴液中，以及水果、蜂蜜、植物的汁液中都以游离的形式存在。

果糖:主要存在于水果和蜂蜜中。果糖是天然糖中甜度最高的糖,如把蔗糖的甜度定为1.0,则果糖的相对甜度为1.2,葡萄糖为0.7。

(2) 双糖:我们熟悉的"甜蜜"

蔗糖:我们平常见到的食用糖就是精制过的蔗糖,包括白糖、红糖,多是从甘蔗和甜菜中提取出来的。蔗糖是糖果、糕点中必不可少的原料之一。

麦芽糖:麦芽糖主要存在于发芽的谷粒,特别是麦芽中,故此得名。它的分子是由两分子的葡萄糖结合而成的,甜度只有蔗糖的1/3。

(3) 同样重要的寡糖和多糖

寡糖:寡糖也称低聚糖,是3~10个单糖分子通过糖苷键结合形成的分子。比如低聚果糖、棉籽糖、水苏糖、大豆低聚糖等。低聚糖的甜度通常只有蔗糖的30%~60%。寡糖是生物体内重要的信息物质,有些寡糖作为食物成分,具有促进肠道内益生菌生长的作用。

多糖:比单糖和双糖更为重要的就是多糖。

多糖都是由 10 个及以上的单糖分子组成的,多糖结构复杂,吃起来并不甜,主要分为糖原、淀粉和膳食纤维三种。

## 2. 哪类糖有益健康

自然界中,植物通过奇妙的光合作用,将水和二氧化碳合成一种含有碳、氢和氧三种元素的物质,因其所含的氢氧的比例为 2∶1,与水一样,所以称为碳水化合物。但是后来科学家们发现,有些不属于碳水化合物的分子,如甲醛、乙酸、乳酸等,也有相似的结构,而某些碳水化合物分子的元素组成不符合这一比例。于是在 1927 年,国际化学名称委员会建议用"糖"来代替"碳水化合物"。但在实际生活中,因为长期所形成的习惯,中文的"糖",一般指带甜味的精制糖或者糖果,所以"碳水化合物"这一称谓虽不准确,但还是被广泛使用作糖类的总称。

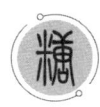

在人们知道糖的具体化学性质及其组成以前,糖就已经得到很好的利用,如含糖丰富的植物作为食物,并利用其制成发酵饮料,作为动物的饲料等。一直到18世纪,德国学者马格拉夫从葡萄中分离出葡萄糖后,有关糖的研究才得到迅速发展。

随着全民健康生活方式的深入人心,越来越多的人开始关注饮食的健康与营养,在面对糖的取舍与选择这个问题上,大众的关注度更是居高不下。目前,科学研究显示:

(1)结构相对复杂,富含膳食纤维、维生素和矿物质,热量相对较低,消化过程中分解较慢,血糖生成指数较低的糖类,如来源于全谷物、杂豆类及根茎类蔬菜的糖类,适量摄取可提供更多的B族维生素、矿物质、膳食纤维等营养成分以及有益健康的植物化学物,并可降低冠心病、糖尿病、高血压、便秘、结肠肿瘤等疾病的发病风险。

(2)结构相对简单,富含热量,同时低膳食纤维、维生素和矿物质含量,迅速消化吸收,血糖生成指数较高的简单糖类,大量频繁摄入则会增加

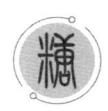

心血管负担,增加2型糖尿病发病风险,不利于血压的控制,同时消耗快、易饥饿,不利于体重控制。

## 专家支招

### 需关注血糖生成指数

血糖生成指数(GI),是指某种食物引起人体血糖升高的速度和幅度。它是衡量食物引起餐后血糖反应的一项有效指标,是指含50克可利用碳水化合物的食物与相当量的葡萄糖在一定时间内(一般为2小时)体内血糖应答水平的百分比值。它是一个相比较而言的数值,反映了食物与葡萄糖相比升高血糖的速度和能力,通常把葡萄糖的GI定为100。以下是一个简化的食物血糖生成指数表,用于概述不同食物的GI值范围。

## 食物与 GI

| 食物类别 | GI 值范围 | 示例食物 |
|---|---|---|
| 低 GI 食物（≤55） | 在胃肠中停留时间长,吸收率低,葡萄糖释放缓慢,进入血液后的峰值低,下降速度慢 | 豆类(如黄豆、绿豆)、牛奶、大部分蔬菜、部分水果(如苹果、梨)、全谷类(如糙米、燕麦) |
| 中 GI 食物（55—70） | 介于低 GI 和高 GI 食物之间 | 大麦粉、甜玉米、部分薯类(如红薯、土豆,但需注意烹饪方式和品种差异)、部分水果(如香蕉、葡萄) |
| 高 GI 食物（≥70） | 进入胃肠后消化快,吸收率高,葡萄糖释放快,进入血液后峰值高,下降速度快 | 精制面粉制品(如白面包、白米饭)、油条、部分薯类(如炸薯条,烹饪方式影响大)、部分水果(如西瓜,尤其是高糖分的品种) |

现代营养学认为,GI 是一个比糖类的化学分类更有用的营养学概念,揭示了食物和健康之间

的新关系。研究结果表明,GI 与 2 型糖尿病的发生发展有一定关系。长期高 GI 饮食可使机体对胰岛素需求增加,增加糖尿病发病风险。

(冯晓慧)

## 3. 糖有哪些营养和保健作用

**生活实例**

在一次春节家庭聚会上,一家人一边喝茶一边聊天,聊着聊着大家就把话题转移到了饮食与健康方面。小王想给大家找点零食,好边聊边吃。他顺手拿起桌上的一包果脯,嘴上念叨着:"这个含白砂糖,我不吃!"人到中年的李阿姨患糖尿病多年,追了一句:"米饭里面也含糖的,吃了会升高血糖,所以最近我连米饭也不吃了!"

家人里正好有一位营养医生在场,听到后感觉大家对糖有误解:"如果把人比作汽车,糖就是我们最经济和最重要的'燃料',只要正确使用,合理控制摄入量,大家完全不需要谈'糖'色变,畏'糖'如虎。"

日常生活中,糖是我们对简单糖类的统称,通常是指具有甜味的单糖、双糖和寡糖等。除了蔗糖,常见的还包括葡萄糖、果糖、麦芽糖、乳糖等。果葡糖浆、蜂蜜、浓缩果汁等,本质上也是属于"糖类"。糖类(碳水化合物)是人体的宏量营养素之一,是人体热量的主要来源。糖的主要营养和保健作用与糖类(碳水化合物)是一致的。

食物中的糖是我们最经济、最主要的热量来源,多余的糖还会以糖原的形式储存在肝脏和肌肉中。一旦需要则立即快速供能。这些糖原在急需的情况下,还能迅速分解成葡萄糖,通过血液输送到全身各处,尤其是大脑和红细胞这些对葡萄糖高度依赖的组织。这一过程不仅确保了身体在高强度活动或突发情况下的热量需求,肝糖原还可有效维持血糖水平的稳定,避免了因热量骤降而引发的疲劳和功能障碍。总结下来,糖的营养

与保健作用如下。

(1) 快速补充热量：在高强度运动或长时间未进食导致低血糖时，适量摄入葡萄糖和蔗糖等能迅速提升血糖水平，恢复体力，预防头晕、乏力等症状。

(2) 改善心情：大脑对葡萄糖的依赖较高，适量糖分摄入，有助于缓解压力、提升情绪，这也是为什么很多人觉得吃甜食后心情会变好的原因之一。

(3) 促进矿物质吸收：某些糖类（如乳糖）能促进钙、镁等矿物质的吸收，对儿童骨骼发育和成人骨骼健康有益。

如果长时间饥饿，机体会通过糖异生作用将非糖物质转化为葡萄糖或糖原来供能，这会消耗蛋白质和脂肪。蛋白质有更重要的作用，比如是人体的生长发育、组织更新和修补的主要原料，如果都拿去当"燃料"，遇到需要"维修"的时候就不够了，所以需要节约使用；在糖摄入不足且蛋白质来源有限的情况下，脂肪氧化不彻底，表现为酮体生成增加，出现酮症。

（张丽岩）

## 4. 应该主动限制的是游离糖

如果从糖的来源分类,我们可以把生活中的糖简单地归为两类,一类是内源糖,另一类则叫游离糖。内源糖,是指天然存在于自然界的水果、蔬菜等食物中的糖。游离糖,是指包括制造商、厨师或消费者添加到食品和饮料中的单糖和双糖,以及蜂蜜、糖浆、市面上的果汁和浓缩果汁中天然存在的糖。

### 为什么要限制游离糖的摄入

天然食物中的内源糖由一层植物细胞壁包裹,消化起来较缓慢,进入血流所需的时间比游离糖更长。与之相反,游离糖则是没有被包裹,处于游离状态的糖,进入人体后很容易被快速吸收,从而引起血糖的大幅波动,增加患病风险。一些研

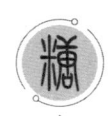

究显示,过量摄入游离糖与龋齿、肥胖、心血管疾病、2型糖尿病、代谢综合征和代谢相关脂肪性肝病等风险增加相关。

所以,我们常听到的"糖对人体有害""减糖"等观点,其中所指的"糖"就是"游离糖"。我们都应该主动限制游离糖的摄入,烹饪时应尽量减少游离糖的添加。选择饮料时,也应该尽量选择游离糖含量低的饮料。

## 每日游离糖摄入量应控制为多少

根据世界卫生组织的建议:我们应减少游离糖摄入量,成人和儿童(≥4岁)每日游离糖的摄入量应控制在摄入总热量的10%以内。对于普通成人来说,摄入量大约在30克,如果能减少到每天15克以内则更好。

要学会看懂食物配料表(注意白砂糖、麦芽糖、果葡糖浆和浓缩果汁等)以及营养成分表(碳水化合物,就是糖)。

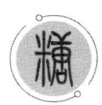

## 某饮料的营养成分表和配料表

| 项目 | 每100 mL | NRV% |
| --- | --- | --- |
| 热量 | 165 kJ | 2% |
| 蛋白质 | 0 g | 0% |
| 脂肪 | 0 g | 0% |
| 碳水化合物 | 9.7 g | 3% |
| 钠 | 29 mg | 1% |

配料：水、白砂糖、果葡糖浆、速溶红茶、食用盐、红茶浓缩液、食品添加剂、食用香精。
(NRV：中国食品标签营养素参考值；mL：毫升；kJ：千焦；g：克；mg：毫克)

显然，该饮料中的碳水化合物均来源于添加糖（游离糖）。另外，该饮料包装容量为250毫升，故真正喝进去的添加糖（游离糖）就是 $9.7 \times 2.5 = 24.25$ 克。

一般情况下，薯片的碳水化合物由马铃薯、麦芽糊精以及白砂糖组成，下表中单独列出了"糖"，精确标出"添加糖量"，所以，这一小袋薯片的添加糖（游离糖）为2.7克。

### 某薯片的营养成分表

| 项目 | 每份(40 g) | NRV% |
|---|---|---|
| 热量 | 893 kJ | 11% |
| 蛋白质 | 2.3 g | 4% |
| 脂肪 | 13.3 g | 22% |
| 碳水化合物 | 20.8 g | 7% |
| （糖） | (2.7 g) | |
| 钠 | 218 mg | 11% |

## 专家支招

### 怎样减少游离糖的摄入

首先，学会看营养标签，减少加工食品的摄入（包括甜品、饮料和糕点等以及烹饪饭菜中调味需要加入的糖），尽量选择减糖食品或无糖食品。比如，把含糖的乳酸菌饮料替换成无糖酸奶。市场上的乳酸菌饮料往往添加了大量的糖，不妨留意一下它们的配料表，前几项就能看见"白砂糖"或者"果葡糖浆",就说明你喝的也是名副其实的"糖水"。

其次,"戒糖"不需要戒新鲜水果,但需要戒果汁。吃水果不仅可以为我们提供丰富的维生素、矿物质和膳食纤维等,还能帮助预防心血管疾病和其他慢性病。新鲜水果中的糖属于内源糖,而当它被榨汁以后,细胞壁被破坏,内源糖变成了游离糖,更容易被消化吸收。虽然,它们提供的热量差不多,但游离糖更不健康。

最后,需要提醒的是,不要把"减糖"曲解成"减主食"。不吃主食会造成人体碳水化合物摄入不足,造成热量缺乏,会影响正常的生理功能。《中国居民膳食指南(2022)》建议,每日摄入谷类200~300克,其中全谷物和杂豆为50~150克,此外,每日还需摄入薯类50~100克。

日常生活中我们应养成良好习惯,少吃

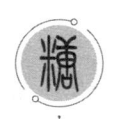

"游离糖",警惕"隐形糖",减少"添加糖",科学控制糖的摄入量,避免"高糖"危害。最好的食物,来源于天然食材;最好的饮品,是白开水。

(屠越华)

## 5. 哪些食物含有隐形糖

我们能够分辨出含糖量较高的食物如糕点类、含糖饮料等,但"明糖易躲,暗糖难防",生活中还有躲在暗处的大 BOSS——隐形糖,让你在不知不觉中吃下了不少添加糖。

### 隐形糖有哪些

除了蛋糕、饼干、冰激凌等显而易见的高糖食品外,还有一些食物吃起来可能没有明显甜味,却是"含糖大户"。隐形糖主要存在于这些"含糖大户"中,如受孩子们欢迎的膨化食品、烹饪加工所用的调味料等。长期过量摄入这类富含隐形糖的食物,不仅导致体重增长、蛀牙,也会影响餐后血糖水平。

隐形糖主要存在于加工食品以及烹饪的菜肴中,多见于以下几类食品中:

(1)饮料中的隐形糖:包括各种声称不含糖的饮料以及果汁类饮料等。很多果汁饮料几乎和糖水差不多,为了口感佳,商家会额外添加不少糖,而真正的果汁含量却少得可怜。即使是纯果汁饮料,在榨汁过程中会破坏水果中的膳食纤维等营养素,其游离糖含量比同等重量的水果要高出许多。

(2)零食中的隐形糖:比如水果干、果脯之类的零食。水果干比起新鲜水果,所含水分要少得多,此外在腌制过程中还会额外添加糖,导致果干中糖的浓度比鲜果状态显著增高,且果干体积较小,很容易在不知不觉中摄入过多。

（3）调味品中的隐形糖：沙拉酱、番茄酱、烧烤汁等各类调味料均会添加白砂糖或其他甜味剂。在烹饪过程中，过多的调味料也会导致我们享用正餐时糖摄入过量。

 如何减少隐形糖的摄入

隐形糖虽然擅长隐匿踪迹，但只要做到下面这几点，就能最大限度绕开"高糖陷阱"！

（1）多吃天然食物，少吃加工食品。

（2）尽量不喝甜饮料：包括各种碳酸饮料、茶饮料、乳酸菌饮料、果汁饮料等，即使是鲜榨果汁也建议替换为完整的水果或者榨果蔬汁喝。

（3）在烹饪食品时，注意调味料的使用量。

（4）购买包装食品时，学会并养成看配料表的习惯。选择包装食品时，注意配料表的长度越短，说明额外添加的成分越少。同时，要注意配料表的排序是由多到少，若隐形糖成分靠前几位说明该产品含糖量较高，不建议选择。

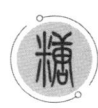

（5）了解隐形糖在配料表中出现的各类称呼，常见的有白砂糖、蔗糖、果糖、葡萄糖、糊精、麦芽糊精、果葡糖浆等。

### 专家支招

**做做"减糖训练"**

有些人不喜甜食，但口味重，在日常烹饪时会放很多调味料，久而久之便会无意识地摄入过多隐形糖。建议这类人可以有意识地从每周一次减糖餐开始，比如可以每餐少吃一种含糖高的食物，或某一种菜肴所使用的调味品逐渐减量。另外，还可用水果、鲜牛奶和无糖酸奶来代替甜食。但由于这些食物中也含有少量碳水化合物，仍需注意总量的控制。

（沈　静）

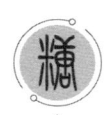

# 6. 什么是代糖

### 生活实例

小张是一个孝顺公婆的儿媳妇,敬老节将至,她与爱人小王商量着要给公公婆婆买点礼品。他们来到超市里,面对琳琅满目的商品犹豫不决。此时一款无糖饼干映入眼帘,小张说:"婆婆有糖尿病,医生说糖尿病病人是可以吃无糖饼干的,它使用的是一种叫阿斯巴甜的代糖成分。"小王连忙说:"真的假的?什么是代糖?代糖安全吗?"

"代糖"就是替代糖,代糖产品受到了广大喜爱甜食者的大力追捧,并被越来越多的人群所使用。

什么是代糖?顾名思义,它是糖的替代品,

是一种具有甜味的食品添加剂——甜味剂。它赋予食品与糖相似的甜味,但热量极低甚至不产生热量,部分代糖不被人体吸收,不进入血液循环。

## 代糖分哪几种类型

代糖的分类较为复杂,按其能否提供热量,可分为营养性代糖(或称营养性甜味剂)和非营养性代糖(或称非营养性甜味剂)两类。

**代糖的类型**

| | 分类 | | 品种 |
|---|---|---|---|
| 代糖 | 营养性代糖 | | 多元醇类,包括木糖醇、甘露醇、山梨醇、麦芽糖醇、赤藓糖醇等 |
| | 非营养性代糖 | 天然代糖 | 甜菊糖、甘草甜素等 |
| | | 合成代糖 | 糖精、阿斯巴甜、安赛蜜、三氯蔗糖、甜蜜素、纽甜等 |

(1)营养性代糖:指可为机体提供热量的甜

味剂,升血糖作用较小,甜度与蔗糖相近,但其供能低于同质量的蔗糖。常见的营养性代糖有多元醇类,包括木糖醇、甘露醇、山梨醇、麦芽糖醇、赤藓糖醇等。

糖醇是单糖的重要衍生物,结构与糖相似,甜度为蔗糖的0.5～1倍,故广泛应用于糕点、饮料、乳制品、果酱等中;又因其不被口腔中的微生物利用,不腐蚀牙齿而具有防龋齿的作用,尤以木糖醇效果最佳而被添加至口香糖中。糖醇在体内吸收速度慢,特别是木糖醇,因其代谢不受胰岛素调节,在人体内代谢完全,可作为糖尿病病人的热量来源,添加至专用食品中。此外,适量食用木糖醇、山梨醇还具有一定的通便作用。

(2)非营养性代糖:指不产生热量、不能被人体代谢的甜味剂,其特点是甜度显著高于营养性代糖,在食品中添加极少量即可达到糖的甜度。按其来源又可分为天然代糖及人工合成代糖两类。

天然代糖:从天然植物中提取的甜味剂。常见的天然代糖有甜菊糖、新橙皮苷二氢查尔酮、罗汉果糖苷、甘草甜素、奇异果甜蛋白等。近年来天然代糖的使用量不断增加，如甜菊糖广泛应用于冰激凌、酸奶、蛋糕、酱汁、饮料、糕点及香料等。国内的一项多中心研究显示，甜菊糖有抗高血压作用，可能对降血压有益；甘草甜素还被认为具有多种药理和生物活性，如抗癌、抗炎、保肝、抗氧化和抗病毒。

合成代糖：是通过各种手段合成的甜味剂，甜度最高，不会升高血糖，零热量或几乎不供能。使用最多的有糖精、阿斯巴甜、安赛蜜（又称乙酰磺胺酸钾）、三氯蔗糖、甜蜜素、纽甜等。其中，糖精是最早生产的人工合成甜味剂，它的甜度是蔗糖的300倍，主要用于软饮料、糖果、药品、牙膏、唇彩、烘焙食品及调味品中。我国是甜蜜素的最大生产国，其甜度是蔗糖的35～50倍，因其生产成本低廉而广泛用于甜点、烘焙和加工食品、软饮料、水果罐头、明胶中。阿斯巴甜的甜度是蔗糖的200倍，人们常喝的百事可乐中就添加了此成分，其还被允许添加至糖尿病病人的加工食品中。

## 代糖产品是否安全

目前,被美国食品和药物管理局(FDA)批准用于人类,并将其归类为公认安全(GRAS)类别的非营养性代糖共6种,分别是糖精、阿斯巴甜、三氯蔗糖、纽甜、安赛蜜和甜菊糖,另外两种广泛使用的代糖是阿力甜(获准在南美洲、中国和澳大利亚使用)和甜蜜素(在美国以外的50个国家/地区使用),罗汉果糖是一种最近获得FDA批准的草本代糖。

目前认为,大多数非营养性代糖不会在体内代谢,因此通常可以安全食用。但质疑性的研究也不断出现,曾有研究提示:添加非营养性代糖的饮料会引发血管类疾病,也是引发肥胖、糖尿病、中风和其他疾病的一个主要风险因素。

国家针对代糖产品的摄入制定了每日允许摄入量(ADI)标准,如果从正规渠道购买品质保证、符合国家标准的产品,无须担心非营养性代糖含量超标。但不建议长期、大量食用含此成分的饮料、食品,尤其是一些特殊人群。

### 专家支招

#### 如何正确选用代糖

(1) 减重者,应在营养医生给予的个体化减重方案下,在总热量及糖控制的范围内,适量摄食,利于体重和血糖管理。

(2) 糖尿病病人尽量减少食用非营养性代糖,因为新的证据表明长期食用可能对健康无益。

(3) 儿童和孕妇:美国饮食协会不建议2岁以下儿童食用非营养性代糖;孕妇和乳母应少用或不用。

(4) 最好避免使用甜蜜素、糖精,其他非营养性代糖可适量使用。

(5) 癫痫和偏头痛病人,应适量食用或不用代糖。

(曹 芸)

## 7. 糖在体内是如何代谢的

### 生活场景

高中生物课堂上,在讲授糖的消化与吸收章节时,老师给同学们提了一个有趣的问题:"同学们,你们知道我们吃的米饭、馒头中的糖最后会变成什么,被人体吸收吗?它们又是如何给人体提供热量的?"同学们听了之后,议论纷纷,争相发言,课堂气氛十分活跃。

在这个物产丰富的时代,美味的甜食处处可见。不少人想知道,我们吃下去的糖,会在我们体内发生什么样的变化?摄入体内的糖有哪些代谢途径,又去了哪里呢?让我们一起来看看吧!

(1)消化:我们平时摄入的糖类(碳水化合物)会在消化道中被消化液逐级分解,最终消化成单糖(如葡萄糖、半乳糖、果糖等)。例如,我们生活中常用的红糖、白砂糖、冰糖、绵白糖,其本质都是蔗糖,最后都会被分解成葡萄糖和果糖。水果中的糖主要是葡萄糖、蔗糖和果糖。牛奶中所含的是乳糖,会被分解为半乳糖。分解后绝大部分的葡萄糖、半乳糖、果糖等单糖会在小肠中被吸收,进入血液。

(2)血糖:就是血中的葡萄糖含量。血糖水平相当恒定,维持在3.89～6.11毫摩/升(mmol/L),这是进入和移出血液的葡萄糖平衡的结果。葡萄糖通过血液,被运送到各种组织和细胞中,进行分解代谢和合成代谢。

(3)分解代谢

葡萄糖的有氧氧化可提供大量热量:我们把葡萄糖在有氧条件下彻底氧化成水和二氧化碳的反应过程称为有氧氧化。它是糖氧化供能的主要方式,绝大多数细胞都藉此获得热量。

葡萄糖的无氧氧化可更快地提供热量:在机体缺氧的条件下,葡萄糖在细胞的细胞质中经糖酵解最后形成乳酸。这个过程最主要的生理意义

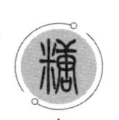

在于给我们机体迅速提供热量,这对肌肉运动是很重要的。因此,葡萄糖的无氧氧化也有重大意义。

糖的其他分解代谢途径:可以为机体生命活动提供不同的原料。

果糖、半乳糖和甘露糖:也都是重要的代谢燃料,也可以为机体供能。

(4)合成代谢

葡萄糖被肝脏细胞吸收转化为肝糖原储存,被肌肉组织吸收转化为肌糖原储存,摄入的糖在热量过剩时大部分会转变成脂肪后储存于脂肪组织内。

由此可见,糖是机体的热量来源,为生命活动提供热量与原料,适量摄入糖对人体健康有着积极意义。但是,物极必反,长期摄入过多的糖也会对血糖控制系统造成负担,且易引起热量过剩、脂肪生成和储存过多,对机体造成负面影响。

(罗泽华)

## 8. 体内储存的糖可以用多久

人是铁,饭是钢,一顿不吃饿得慌。可是每顿都在吃,每天还会饿,不禁让人泛起很多疑问:"吃进去的东西真的可以在体内储存起来吗?""需要每日补充糖吗?""体内可以一次存多少糖呢?够用多久呢?"

### 人体内一共有多少糖

糖可以在人体内少量储存,人体内糖的储备量远远低于脂肪。人体内糖的储存量共 400～500 克,以糖原形式储存,以葡萄糖形式运输。体内各组织器官均不同程度地储有糖原,主要分布在肝脏和骨骼肌。运动中引起的糖耗竭是导致运动疲惫的重要原因。

## 储存的糖可以供我们使用多久

有研究表明，500克糖原可供优秀的马拉松运动员跑95分钟左右。但是，体内的血糖、糖原的量受机体调节，是动态变化的，持续时间也会根据不同的人、活动的强度高低、活动的时间长短、饮食多少、环境因素而不同。例如肌糖原，研究表明，肌糖原的利用与运动负荷持续的时间呈正相关，当肌糖原达到最低水平时，力竭便会发生，且达到力竭的时间与运动开始时的肌糖原水平有关。随着运动强度的增加，肌糖原的消耗速度也随之增加。

## 超过了力竭时间，就无糖可用了吗

当然不是。体内的血糖、糖原经过机体调节，维持着动态平衡：运动时，随着肌糖原的消耗，骨骼肌也会不断吸收血糖提供的热量以阻止肌糖原下降。随着血糖的消耗，肝糖原不断分解以维持

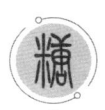

血糖稳定,当肝糖原消耗较大时,糖异生(机体的非糖化合物转变为葡萄糖或糖原的过程)增加,以维持血糖和补充肝糖原、肌糖原。

同肌糖原一样,肝糖原分解速度与运动强度呈正相关。同时,肝糖原的分解速度还与运动持续时间有关。当强度相对较大的运动持续 40 分钟后,肝糖原分解占葡萄糖释放总量比例会逐渐减小,由糖异生提供的比例逐渐增大。

血糖浓度反映了骨骼肌糖原与肝脏糖原之间的动态平衡。肌糖原储量较低的骨骼肌,对肌外能源物质的依赖性增加。在肌糖原含量较低的骨骼肌内,血糖供能比例可达到 46%。

## 我们需要每日补充糖吗

除运动员等特殊人群,普通人可通过每日进食来获得糖,不需每日特意补充添加糖。

我们身体所需的糖其实主要来源于淀粉在体内水解而成的葡萄糖。而我们通常所谓的"糖",主要指的是添加糖一类。淀粉可为每日所需,但

是对于普通人群来说添加糖每天摄入推荐量以不超过 50 克为宜,最好控制在 25 克以下。

综上所述,糖是长时间运动时骨骼肌可利用的重要供能物质。当强度相对较大的运动持续 40 分钟以上时,为补偿血糖的消耗,糖异生作用增强,可达到减脂减重的目的。因此,除非我们是运动员,或是平时工作生活中运动量极大,对糖的需求量才会大于常人。否则,作为一个活动量一般的普通人,我们需要注意控制自己的摄糖量。糖原的储存量很有限,过多摄入的糖,便会转化为脂肪储存起来,需要更为辛苦和长时间的运动才能消耗。

(罗泽华)

## 9. 吃甜食为何会上瘾

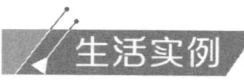

小红今年 29 岁,是互联网公司的一名程序

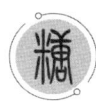

员。今天她和往常一样,工作了一天回到家,已经晚上9点了。她打开电脑看剧,开了瓶可乐。喝了两口觉得不过瘾,又吃了块提拉米苏蛋糕,一盒白玉卷,一块瑞士卷。直到快零点,才磨磨蹭蹭关上电脑去刷牙。生活中,不少人像小红一样爱甜品、爱各种甜味饮料和果汁,吃了第一口就停不下来。为什么甜食这么让人上瘾呢?

糖或甜味引发的神经和行为反应类似于药物滥用,可导致所谓的糖成瘾。糖成瘾是食物成瘾的一个特殊情况,即对糖或甜味食物失去控制,出现类似成瘾药物诱发的奖励和欲望,导致情绪甚至精神改变,产生食欲、依赖或成瘾(暴食、戒断和渴望)。

糖的自然奖励作为人类的一种进化性适应,会驱使人类在食物供应中发现糖时寻找并摄入糖。然而,人类并没有适应食用高度精炼的添加糖后带来的强烈奖励。大多数甜品、甜味零食或饮料都含有葡萄糖和果糖,这种摄入糖的非自然奖励甚至会超过药物滥用的奖励,超越人类的自我控制机制,使一部分人容易对糖上瘾。

##  糖成瘾的原因

糖可以给人带来愉悦感并可提供热量,其成瘾性可能通过以下神经机制发生。

首先,位于外侧下丘脑的表达黑色素聚集激素的神经元对细胞外葡萄糖水平产生反应,并投射到纹状体和中脑区域的多巴胺能神经元,释放内源性阿片类物质,使人或动物表现出对蔗糖的偏好。

其次,除了味觉系统之外,肠道内的消化后感应系统在糖分子达到有效吸收和代谢所需的目标后,会发出信号,激活肠道-大脑神经回路,引发味觉系统对糖的识别,将糖的存在传达给大脑。也就是说,该神经回路识别、发展并加强了对富含糖的食物的强烈和持久偏好。

再次,由于添加糖食物往往非常甜,热量密度高且吸收迅速,会出现典型的摄入和进食后反应。有研究证实即使相同的食物对于不同个体仍然会出现不同的进食后反应。

最后,甜食的偏好还与基因有关,如有研究报道染色体 16p11.2 可能含有影响甜食摄入的遗传变异。

## 怎样避免糖成瘾

(1)均衡膳食,保持食物多样化,不仅可增加饱腹感,减少对糖或甜食的渴望,也利于稳定血糖,利于胃肠道健康。不均衡的膳食,尤其是以精制碳水化合物为主、缺乏优质脂类或优质蛋白质的甜食,往往饱腹感差,消化速度很快,会使血糖水平迅速升高,增加人们对糖的渴望。

(2)减少高血糖指数(GI)/血糖负荷(GL)、含糖量高的精加工食物的摄入量及摄入频率,代之以低 GI/GL 及全谷物摄入。

(3)增加膳食纤维摄入、足量饮水,不仅有利于消化道健康,同时可减少对糖或甜食的渴望。

(4)减少代糖等人造甜味剂摄入。代糖不仅不会帮人戒掉糖瘾,反而可能带来代谢紊乱、抑

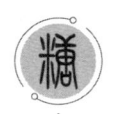

郁、焦虑、偏头痛、肾功能损伤、消化问题等。

（5）保证睡眠、休息和情绪健康，也可减少对糖或甜食的需求。

（任　茜）

## 10. 算算含糖饮料里的糖

**生活实例**

赶班车的清晨，甜甜的热豆浆，让人感觉温暖又满足；疲倦的午后，浓浓的奶茶能横扫一天的疲惫；下班后的聚餐，冰爽的汽水最是让人酣畅淋漓。可无论是立志减肥的少男、少女们，还是扬言"养生要趁早"的新时代打工人，可知道一瓶甜甜的饮料究竟含多少糖？我们每天可以摄入多少糖呢？

《中国居民膳食指南（2022）》指出：每天摄入

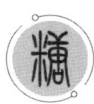

添加糖不超过 50 克,最好控制在 25 克以下,不喝或少喝含糖饮料。

## 常喝含糖饮料容易摄糖超量

含糖饮料指的是糖含量在 5% 以上的饮品。多数饮品含糖量在 8%～11%,有的达 14%。含糖 10% 的饮料 500 毫升就含糖 50 克,因此很容易就会导致摄糖超量。

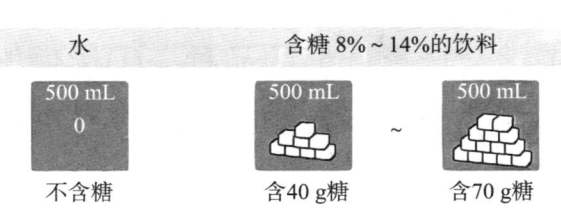

**不同饮料的含糖量**

## 如何避免摄糖超量

(1)减少每次摄入甜食、饮料的量。例如从前每次喝 500 毫升的可乐,以后改成每次 200 毫

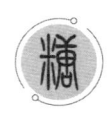

升,渐渐减量至不喝。

(2)培养自己饮用白开水的习惯。我们刚开始从喝饮料转换到喝白开水时,会感觉味道不适应,只要坚持一段时间,便可以逐渐习惯。

(3)用不含糖的茶饮代替含糖饮料。例如花茶、绿茶、红茶等,不仅可以使人在味觉上得到一定的满足,而且有利于健康。

(4)从小培养低糖意识。控制儿童摄糖的量和频率,可以帮助养成少吃甜食、少喝含糖饮料的好习惯。

(5)学会选择低糖的品种。①读懂配料表:配料表中的配料通常是按照其含量多少来排序的。因此,配料表中各种糖类(如葡萄糖、蔗糖、白砂糖等)配料靠前的产品,要警惕。②通过看营养成分表计算摄糖量:从下表中我们就可以看到,该饮料每100毫升,含糖11.2克,那么500毫升就含糖56克,已经超出每日摄糖上限。③注意语言陷阱:例如有些广告声称"无蔗糖""0蔗糖",但是可能配料表里写着含有果糖、蜂蜜、糖浆等。

**某含糖饮料的营养成分表**

| 项目 | 每100毫升 | 营养素参考值% |
|---|---|---|
| 热量 | 190 千焦 | 2% |
| 蛋白质 | 0 | 0% |
| 脂肪 | 0 | 0% |
| 饱和脂肪酸 | 0 | 0% |
| 碳水化合物 | 11.2 克 | 4% |
| （糖） | （11.2 克） | |
| 钠 | 12 毫克 | 1% |

（罗泽华）

## 11. 哪些食品含糖量较高

**生活实例**

爷爷：我最近查出糖尿病，医生不让我吃甜食，但我下午肚子饿，吃苏打饼干没问题吧？

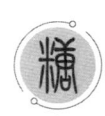

奶奶：苏打饼干不甜的，可以多吃点。

孙子：奶奶，我嘴巴干，我要喝可乐，里面再放些冰激凌，味道好极了！

妈妈：马上吃饭了，不要吃零食，你已经那么胖了，还吃？

奶奶：孩子小，营养要好。奶奶给你弄，多加点冰激凌……

看来，我们有必要了解一下：哪些食物含糖量高，需要管住嘴。

## 糖果、巧克力类

糖果以白砂糖、淀粉糖浆或甜味剂为主要原料制成。一般以食糖作为唯一原料的硬糖，含糖量最高，如什锦糖果，100克含糖98.9克；添加乳制品的奶糖、添加坚果碎的软糖含糖量稍低，每100克奶糖含糖84.5克，花生牛轧糖含糖75.4克。巧克力是一种口感细腻且香气浓郁的高热量甜食，在加工过程中其主要添加的成分是糖和可

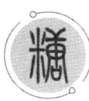

可脂,其中糖占 30%～50%。因此,建议食用糖果、巧克力每天不超过 5 粒。

### 蜜饯、果酱类

这是一种以果蔬等为主要原料,经糖、蜂蜜或食盐腌制(或不腌制)等工艺制成的副食品。蜜饯含糖量为 60%～80%,果酱为 40%～60%。以果丹皮为例,一根果丹皮棒重 20～50 克,建议一天摄入量不超过 1 根。

### 糕点类

糕点通常含糖量高。常见如蛋糕,添加糖为 20～35 克/100 克(占总碳水化合物的 50%～70%);月饼(如莲蓉、豆沙、五仁馅等)含糖量通常为 30%～50%;蛋黄酥含碳水化合物 42.4 克/100 克,其中添加糖可能占一半以上;普通苏打饼干含糖量较低。

## 含糖饮料

如前文所述,多数饮品含糖8%～11%,有的高达14%。浓缩果汁虽然其原料是水果,但在制作过程中需蒸发部分水分,可能还会加入食糖,所以其含糖量远远高于新鲜水果。日常饮食中建议多饮水,也可以以茶代之,一定要喝的话,可以选择代糖饮料。

## 冷饮食品类

冷饮食品也是含糖食品,如每100克冰棍含糖10.5克,100克紫雪糕含糖23.6克,100克冰砖含糖20克。

## 粉糊类食品

糖和糖浆,是粉糊类食品如藕粉、豆沙、芝麻糊等浓甜味道的主要来源。比如老年人常吃的黑

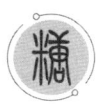

芝麻糊,含糖量为 30～50 克/100 克,1 勺黑芝麻糊约 20 克,含糖 10 克,因此若每天食用,建议不超过 2 勺。

(曹　芸)

## 12. 吃糖或甜食后嘴里为何会有酸味

很多人在吃过糖或甜食之后,会发现自己的嘴巴里有一种酸的味道,这是怎么回事呢?

### 糖 这与口腔卫生有关系吗

口腔微环境的 pH、温度、氧分压等条件会受人的日常活动影响在一定范围内波动。在我们吃完食物后,若不及时进行漱口清洁口腔,残留在牙间隙的食物会被细菌分解。

口腔细菌在生长繁殖过程中都要利用糖类产生各种有机酸。而且甜的食物会使牙齿表面形成牙菌斑,牙菌斑中的致病菌也会利用糖类发酵产生各种有机酸,主要成分有乳酸、乙酸等,使口腔内 pH 水平下降。另外,尤其是奶糖、饼干等甜食,不仅含有大量可以作为细菌代谢底物的糖类,而且还具有很强的黏性,伴随其在牙面停滞时间的延长,增加牙菌斑中细菌发酵时间。甜食中含有大量的糖,而且大部分饮料本身也具有一定的酸性,进食次数越多,口腔里的酸性越大,这些因素都会使口腔环境 pH 水平下降,所以就会觉得嘴巴酸酸的。

## 吃糖之后嘴里有酸味是病了吗

吃糖后嘴里的确是会发酸,但是这种酸一般并不明显且很快可以消失。如果吃糖后嘴里发酸较严重,可能是由胃肠功能紊乱、胃炎、高血糖等疾病因素导致。消化系统疾病,如患有慢性胃炎、反流性食管炎、胃溃疡等,吃了甜的食物后会出现反酸、烧心的症状,胃黏膜释放胃酸过多,也会出现嘴巴发酸。患有糖尿病时会出现糖代谢紊乱,病人体内存在胰岛素缺乏或胰岛素抵抗,因而调控降低血糖的能力减弱,容易造成酸性代谢产物形成和蓄积,嘴巴也会出现酸味。

如果出现上述情况,建议及时到医院就诊检查,明确吃糖后嘴里发酸的具体原因,在医生的指导下进行治疗。

**专家支招**

有的人喜欢持续好几分钟含着一块糖,这其实是坏习惯。糖在嘴里的时间越长,产生的有机酸就越多,除了会感觉到嘴里发酸以外还会增加发生龋齿的可能性,对牙齿的健康十分不利。吃糖时应尽量缩短糖在口腔中的停留时间,吃完糖后最好用白开水漱口,保持口腔清洁。

(孙 娟)

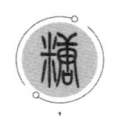

## 13. 为什么西瓜冰过之后会更甜

### 生活背景

所谓"无西瓜不夏天",炎炎夏日,如果能吃上一口冰爽脆甜的西瓜,确实既解暑又消渴。王先生和太太正在家里切西瓜。王先生说:"西瓜放在冰箱里冰过之后,吃起来好像更甜了呢!"王太太不以为然,说:"大概是你夏天吃冰西瓜太舒服了,错觉吧!"那么,冰过的西瓜真会更甜吗?

这真不是错觉,西瓜冰过之后真的会更甜!因为西瓜中含有大量的果糖,而果糖的甜度会随着温度的变化而变化。

果糖是水果和蜂蜜中的主要糖分,是所有天然甜味剂中最甜的。糖在溶解后与我们的味蕾接触产生甜味,衡量甜味剂甜味高低程度的术语叫

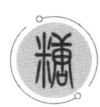

甜度。

甜度一般以蔗糖为标准,如把蔗糖的甜度设为100,常见的几种糖,如葡萄糖甜度为75,麦芽糖甜度为50,木糖醇甜度为95,而果糖的甜度则高达180。

果糖的甜度也不是一成不变的,会随着温度的变化而变化,是不是听起来很智能?这是因为,果糖分为α-D-呋喃果糖、β-D-呋喃果糖和β-D-吡喃果糖三种,随着温度降低,吡喃型果糖会增多,吡喃型比呋喃型甜度高,所以西瓜冷藏后的甜度会大大增加,这也就是西瓜冷藏一下更甜更爽口的秘密!

那么,既然西瓜冰过之后更甜,我们是不是就把西瓜放冰箱冰着,多放点时间,甚至明天再吃?

这样做不可取哦。因为虽然西瓜冰过之后口感更好,但不能忽视食品安全问题!西瓜也是细菌非常喜欢的培养基,冰箱并不是无菌的环境,切开的西瓜可以给细菌提供养分,造成细菌在西瓜表面大量繁殖。所以不能放太长时间。

> **专家支招**
>
> 在切西瓜的时候要把西瓜、刀和案板都洗干净,再给切开的西瓜敷上一层保鲜膜,减少与空气的接触。最重要的是,要缩短西瓜在冰箱储存的时间,切不可吃隔夜西瓜。另外,超过12小时再把冰箱里的西瓜拿出来吃时,可以将西瓜表面约1厘米的部分切掉后再食用,避免吃到被细菌影响的瓜瓤。

(吕亭亭)

## 14. 水果口感越甜含糖量越高吗

**生活实例**

过新年了,小王要去看望自己的爷爷奶奶,于是去超市买了进口高档水果等礼品。小王说:"爷爷奶奶,新年好!我给你们买了进口的新鲜水果,多吃水果对身体好哦!"奶奶说:"乖孙子啊,你来看我们就很开心了,还这么破费干吗?再说我和你爷爷血糖高,不能吃水果,赶紧拿回去退了吧!"小王有点措手不及。糖尿病病人真的不能吃水果吗?水果口感越甜,越容易使血糖升高吗?

事实上,对于血糖控制稳定的糖尿病病人来说,适当吃水果不但不会升血糖,还能对患者健康带来好处。同时,需注意的是,"水果吃起来越甜,含糖量越高,越容易引起血糖升高"这个观点是不可取的,因为一种水果的含糖量是不能直观地通过口感去判断的。糖尿病病人在选择水果时,更应该关注的不是口感,而是水果本身的血糖生成指数(GI)及血糖负荷(GL)。大部分糖尿病病人在食用水果后出现血糖升高的情况,主要原因有三:一是本身血糖控制不稳定,二是选择水果不当,三是水果吃得太多。

合理选择水果靠的不是口感,因为水果中的糖类不同,而不同糖的血糖生成指数也不同,与甜度恰恰相反,葡萄糖的血糖生成指数最高值为100,蔗糖次之(65),而果糖只有23。部分水果会含有一定的果糖和蔗糖,这些糖类消化吸收较快,升血糖速度也较快。血糖控制不理想的糖尿病病人,最好不要盲目食用水果,而应在血糖控制较为稳定的情况下,有选择地进食新鲜水果。

##  糖尿病病人怎么选择合适的水果

糖尿病病人可选择血糖负荷(GL)、血糖生成指数(GI)低的水果。

GL将糖类的摄入数量和质量结合起来,更能真实地反映食物的升血糖效应。这个指标能综合反映食物中糖的性质和摄入量对血糖和胰岛素的影响:GL值越低,每100克食物对血糖的影响就越小。

GL<10的水果,糖尿病病人可以适量吃,包括:猕猴桃、柚子、樱桃、桃、火龙果、木瓜、草莓、柠檬、葡萄、西瓜、苹果、芒果、哈密瓜、蓝莓、桑葚、梨、橙、荔枝、青柠等。

GL 为 10~20 的水果,糖尿病病人要谨慎食用,不宜超过 100 克,包括:香蕉、鲜枣、椰子、石榴、无花果、芭蕉等。

GL＞20 的水果,不推荐糖尿病病人食用,包括:山楂、葡萄干、柿饼、干枣、蜜枣、杏干等。

**常见水果 GI 和 GL 数值表**

| 水果名称 | 血糖生成指数（GI） | 每 100 克含糖量（g） | 食物血糖负荷（GL） |
|---|---|---|---|
| 牛油果 | 27 | 5.3 | 1 |
| 圣女果 | 30 | 4.8 | 1.44 |
| 柚子 | 25 | 9.1 | 2 |
| 樱桃 | 22 | 9.8 | 2 |
| 李子 | 24 | 7.8 | 2 |
| 草莓 | 29 | 6 | 2 |
| 橘子 | 30 | 8.9 | 2.7 |
| 杨桃 | 42 | 6.2 | 3 |
| 水蜜桃 | 28 | 10.9 | 3 |
| 甜瓜 | 65 | 5.8 | 4 |
| 西瓜 | 72 | 5.5 | 4 |
| 苹果 | 36 | 12.3 | 4 |

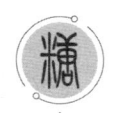

续 表

| 水果名称 | 血糖生成指数（GI） | 每100克含糖量（g） | 食物血糖负荷（GL） |
| --- | --- | --- | --- |
| 柳橙 | 31 | 11.5 | 4 |
| 哈密瓜 | 56 | 7.7 | 4 |
| 葡萄 | 43 | 9.9 | 4 |
| 梨 | 36 | 10.2 | 4 |
| 榴莲 | 42 | 10.55 | 4.4 |
| 生香蕉 | 30 | 19 | 6 |
| 菠萝 | 66 | 9.5 | 6 |
| 芒果 | 55 | 12.9 | 6 |
| 猕猴桃 | 52 | 11.9 | 6.2 |
| 椰子 | 50 | 22 | 11 |
| 熟香蕉 | 52 | 22.8 | 12 |
| 荔枝 | >70 | 16.53 | 12 |

注：以上数据来源广泛，所选食材产地等不同可能有所不同，仅供参考。

　　糖尿病病人吃水果的时机也很重要，最好是在两餐之间，饥饿时或体力活动之后，作为热量和营养素的补充。通常可以选择在上午10时和下午3时左右，不提倡餐后立即食用水果，以免一次性摄入过多的糖,导致餐后血糖升高,加重胰腺的负担。

## 水果并不是甜度越高含糖量越高

许多糖尿病病人都存在疑惑,GI 值与 GL 值有什么区别呢?西瓜那么甜(GI 为 72%,GL 为 4),为什么糖尿病病人还能适量吃呢?

高 GI 食物进入胃肠道后消化快,吸收率高,可快速升高血糖。低 GI 食物在消化道停留时间长,吸收率低,葡萄糖释放缓慢,血糖不会升得那么高,下降速度也慢,呈现缓升缓降的餐后血糖曲线。血糖负荷(GL)是血糖指数和食物中糖含量的乘积。临床上认为 GL 值比 GI 值更能很好地判断食物对血糖的影响,因为 GL 值不仅考虑了食物的升糖能力(GI 值),还考虑了糖的实际摄入量。

就拿西瓜来说,西瓜的 GI 高达 72%,但是它每 100 克的含糖量只有 5.5 克,吃进去的大部分是水分,糖分的摄入并不多,因此只要适量吃,对血糖的影响也是较小的。

还有病人可能要问,山楂那么酸,为什么山楂

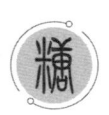

反而容易升血糖？其实水果的甜度不光受到含糖量的影响，还与水果中的有机酸和有机盐相关。有些品种山楂的含糖量达到 22%，远高于西瓜、哈密瓜等含糖量不足 10% 的水果，所以水果并不是越甜含糖量就越高。当然，糖尿病病人在控制水果总量的情况下，也可以用不同水果做成水果拼盘，增加食物的多样性。

总之，糖尿病病人进食水果时需要牢记三要素：①血糖稳定。②选择低 GI 的水果。③适量吃新鲜水果。适量吃新鲜水果是糖尿病病人健康饮食的一部分，并且可能更有利于控制血糖。

（唐　彦）

## 15. 黑糖的营养价值更高吗

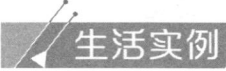

小张和小李都是热衷于养生的中年女性。经

常凑在一起讨论和交流自己发现或者自己有切身体会的养生好物。有一天,他们聊起了黑糖的话题。小张说:"黑糖对女性非常友好,补血。"小李不屑一顾地说:"黑糖,不就是糖的一种吗?哪有那么神奇的效果。"小张笑笑说:"你先别急着下结论,我们听专家介绍一下。"

很多人认为以传统黑糖为原料制作的食品更有营养,黑糖姜茶、黑糖话梅、黑糖棒棒糖、黑糖沙琪玛、黑糖蛋糕等,大受欢迎。

## 黑糖是啥样的

黑糖是一种没有经过高度精炼的、带蜜成型的、颜色较深的焦香味蔗糖,是甘蔗制糖过程中的第一道产品,保留了甘蔗中的天然营养成分,呈粉状,且有较多杂质,颜色偏深,近似黑色,故被称为黑糖。

我们生活中的食用糖主要有三种:红糖、白糖、冰糖。它们都属蔗糖,由甘蔗榨汁提炼而成。

甘蔗榨汁粗加工后首先得到的是黑糖,其精炼程度不高,所含杂质较多,但保留甘蔗中的天然营养成分也相对更多一些。红糖则是黑糖经过再加工提炼而成,进一步炮制后便是颜色稍浅的黄糖,我们可将这些有色糖统称为"红糖"。白糖(白砂糖)是生活中最常见的食用糖,经过提炼、脱色后,所保留的微量元素少,99%以上都是蔗糖。冰糖则是白砂糖的再结晶品,纯度更高。

##  黑糖的营养价值更高吗

黑糖与白糖、冰糖相比,是粗糖,在生产加工时,并不需要彻底精制或沉淀过滤,因而也含较多的生物活性成分,这些活性成分可以增强免疫力、保护细胞、降低高血压的发病率等,而且甘蔗提取物中主要成分为表儿茶素的多酚物质,可以抗组织纤维化。黑糖在熬制过程中,会发生美拉德反应,可以改善其风味和感官质量,同时也产生了具有抗氧化、抗炎等功能的多酚类和黄酮类的化合物。但糖中所含的酚类物质主要是甘蔗中的天然

色素，在实际生产加工过程中，糖厂为了使产品更加稳定，会去除这些酚类化合物。

黑糖产品中含有与美拉德反应有关，且容易形成丙烯酰胺的化学物质，如还原性糖和氨基酸或蛋白质。并且黑糖在加工过程中会经过高温加热阶段，同样有产生丙烯酰胺的可能性。丙烯酰胺在一定程度上属于有害物质，只是黑糖中的丙烯酰胺量很少，可能造成毒性作用的说法已被予以否定，适量食用黑糖食品无需恐慌。

总之，黑糖可以吃，但是食用量也要注意"度"的问题，适量即可。

**专家支招**

不可否认，黑糖具有一定的营养价值。但也需要注意的是，按照行业标准要求质量达标的黑糖，其中总糖分要达到总重的90%以上。黑糖就本质而言，就是一种糖。不管什么糖都不宜多吃，摄入过多的糖，除了容易

造成龋齿、肥胖、高血脂、痛风等,还会加大患糖尿病的风险。《中国居民膳食指南(2022)》建议控制添加糖的摄入量,每天不超过50克,最好控制在25克以下。这个"限制"不仅包括白糖,也包括了黑糖等其他糖类。

(孙 娟)

## 16. 红糖可以补铁吗

**生活实例**

女性在生理期时,大多会收到一杯"温暖牌"红糖水,外加"贴心牌"的嘱咐。

男友:"喝点红糖水,补补铁!"

营养师女友:"关心比红糖水更有用,你知不知道红糖补铁效果甚微?"

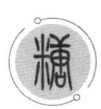

相较一下,感觉好像要听营养师的。是不是这样呢?

红糖是以甘蔗为原料,经过榨汁、澄清、蒸发、浓缩后成型得到的,在我国有着上千年的食用习惯。在老百姓的饮食中,红糖不仅是重要的甜味剂,也是物美价廉的营养保健品。《本草纲目》中对红糖的功效就有记载,红糖可利脾缓肝、补血活血、通瘀及排毒。

自古以来,老百姓就认为红糖是一种补血佳品,这有科学依据吗?

我们来看看什么是贫血。贫血是指人体外周血红细胞容量减少,针对贫血主要有两类治疗:对症治疗和对因治疗。对症治疗简而言之就是输血等,对因治疗就是针对贫血发病机制的治疗,如对缺铁性贫血进行补铁治疗,巨幼细胞贫血补充叶酸和维生素 $B_{12}$,溶血性贫血采用糖皮质激素或脾切除术,肿瘤性贫血采用化疗或放疗等。不同原因的贫血,治疗手段是不一样的。因此,想改善贫血首先要前往医院进行检查,明确病因,不能盲目

相信红糖能补血。

缺铁性贫血是最常见的贫血,所以通常我们所说的补血,都是针对缺铁性贫血的。那么,红糖对于缺铁性贫血有用吗?

缺铁性贫血除了去除病因外,最主要的就是补铁治疗。与其他糖相比,红糖中铁含量相对较高。比方说白糖铁含量为 0.53 毫克/100 克,冰糖为 0.193 毫克/100 克,赤砂糖为 1.6 毫克/100 克,而红糖中铁含量为 5.5 毫克/100 克。但这点量,对于缺铁性贫血的病人来说仍然是杯水车薪的!

确诊缺铁性贫血后,建议孕妇及成人补充元素铁 100~200 毫克/日(mg/d)。食物中的铁,有血红素铁和非血红素铁。其中,血红素铁来源于红肉等动物性食物,其吸收率为 15%~35%;植物性食物中的铁为非血红素铁,其吸收率低,通常在 10%以下,而以植物性食物为主的膳食中铁吸收率通常低于 5%,柑橘、绿叶蔬菜等富含维生素 C 的食物可以促进非血红素铁的吸收。红糖中的铁就是非血红素铁,吸收率低,加之其含铁量也不高,因此,与其想通过吃红糖补血,还不如适量增加动物肝脏、红肉的摄入。

(吕亭亭)

## 17. 糖在烹饪中发生了哪些变化

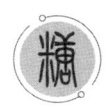

糖在烹饪中的运用相当广泛。它既是制作甜菜、糕点、小吃的重要原料,又可以在烹调中调和诸味或抑制苦味、涩味等;可以制成糖色以增加菜品色泽,还可以制作糖汁、挂霜和拔丝类菜肴。那么,在油炸、烘焙和蒸煮过程中,糖发生了哪些变化? 如何掌握熬糖过程中糖汁、挂霜、拔丝和炒糖色的火候?

糖在烹饪过程中,发生的是物理、化学两类变化。物理变化主要是水溶和水合,化学变化主要是褐变反应。

蒸煮过程中,一般以物理变化为主。单糖、双糖、低聚糖、糊精、果胶都溶于水。淀粉一般不溶

于水，但与水加热后可吸水膨胀，变成糊状。一般而言，糖的溶解性能与温度、pH和等电点有关。

大多数不溶于水的糖类都具有与水结合的能力，如膳食纤维和淀粉。有些在热水中能溶解或者溶胀，琼脂、果胶、海藻酸和黏多糖等都能结合大量的水。如膳食纤维可吸水膨胀，吸水量依据其来源、周围液体的pH和离子浓度等而不同，麦麸可吸收5倍于本身重量的水。利用此性质在食品工业中可以作为增稠剂、凝结剂和湿润剂。

褐变反应是糖和氨基化合物（氨基酸、肽和蛋白质的氨基）相遇，经过一系列反应生成褐色聚合物的现象。褐变反应是食品储藏和加工中最常见的一类反应，反应速度和过程复杂，对食品的色泽、风味、品质均有重要影响。

烘焙中，糖是必不可少的原料之一，除了调整味觉，其他作用有些就是基于物理、化学变化。

（1）着色作用：由于糖的焦糖化作用和美拉德反应，可使烤制品在烘焙时形成金黄色或棕黄色表皮。做面包和蛋糕的时候，食谱中糖的含量越高，在烘烤过程中上色的速度就越快。

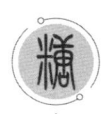

（2）水合作用：糖在面团搅拌过程中起反水化作用，调节面筋的胀润度，增加面团的可塑性，还能防止制品收缩变形，能减少面包、蛋糕的水分流失，保持松软。糖的添加量越高，烘焙的时间越少，同时减少了烘焙时水分的蒸发。

（3）改善制品的风味：糖使烘焙、油炸制品具有一定甜味和各种糖特有的风味，同时在烘焙成熟过程中产生良好的烘焙香味。

（4）改善外观和口感：糖在糕点中起到骨架作用，能改善组织状态，使外形挺拔。糖在含水较多的制品内有助于产品保持湿润柔软，含糖量高，水分少的制品口感硬脆。此外，砂糖粒有晶莹闪亮的质感、糖粉洁白如霜，撒在或覆盖在制品表面能起到装饰美化的效果。

（马爱勤、苏晨曦）

## 二、减糖更健康

在了解糖摄入过多的危害后,如何科学有效地控糖与减糖成为关键。这部分内容从政策和行动、不同人群以及饮食场景等多个角度出发,介绍了一系列实用的控糖减糖方法。还针对不同年龄和健康状况的人群,如孕产妇、老年人、中年人、孩子等,给出了个性化的减糖建议。此外,还详细介绍了在早餐、午餐、做主食、做菜、喝果汁等饮食场景中的减糖技巧,帮助大家轻松应对"甜蜜的挑战",养成健康的饮食习惯。

## 18. 摄入糖过量有哪些危害

**生活实例**

孩子:"妈妈,我可以吃糖吗?"

妈妈:"你回忆一下,今天吃过什么甜食吗?"

孩子:"我上午吃过一个蛋糕,那过两天再吃糖吧!"

妈妈:"非常棒,适量吃甜食才是健康的。"

2015年,世界卫生组织在官方网站上公布了糖摄入指南,更新了对糖摄入量限制的建议。该指南强烈推荐将儿童和成年人的糖摄入量都控制在总热量摄入的10%以下,以预防肥胖、龋齿等健康问题。

糖摄入过多具体都会带来什么危害呢?

(1)超重或肥胖:葡萄糖摄入体内后,作为提供热量的物质,摄入过多就会转化为脂肪在体内囤积,从而增加引起脂肪肝、超重和肥胖的风险,会对血脂异常、心脑血管疾病的形成产生影响。

(2)龋齿:摄入的游离糖过多,又没能做好口腔清洁,尤其是儿童,就会为口腔中的细菌繁殖提供条件。只要摄入了游离糖,无论多少,口腔中的细菌就会遇糖分解出酸,而在酸的环境下,牙釉质结构外面那层坚硬的外衣就会因为脱矿而变得非常脆弱,造成龋齿等牙齿问题。

(3)加速皮肤老化:糖分摄入过多会增加皮肤中自由基的堆积,加重皮肤负担,出现毛孔粗大,油脂增多,弹性变差,还会造成痤疮等皮肤问题。另外,糖化会让胶原蛋白韧性和弹性降低。

总之,糖摄入过多带来的最直接危害就是龋齿和体重增加。另外,体重增加又会导致一系列不良后果,包括增加2型糖尿病和冠心病的发病风险。

(吕亭亭)

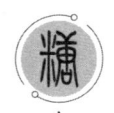

## 19. 国人日常糖摄入现状是怎样的

**生活实例**

同事A:"下午茶时间到!各自点单,我来汇总。"

同事B:"我要无糖的珍珠奶茶。"

同事C:"我要一瓶无糖的茉莉花茶。"

同事D:"我今天喝过可乐了,不能再喝奶茶了,糖要超标了!"

全民减糖的时代,感受到的是每个人都挺自律,担心糖摄入过多,那么事实又是什么样的呢?

近些年,很多国家发布的膳食指南中"限制糖摄入"都跃居前位。那么,我国居民目前摄入添加糖的情况如何呢?

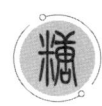

调查发现,我国含糖饮料销售量逐年上升,城市人群游离糖摄入有42.1%来自含糖饮料和乳饮料。有数据表明,随着年龄的降低,消费的含糖饮料中的添加糖在增加。在所有年龄层中,18～44岁人群摄入的添加糖明显高于其他年龄层;男性添加糖摄入量为15.1克,明显高于女性,可能是由于男性更喜欢喝饮料,而且男性运动较多,运动后更容易摄入饮料;城市人群糖摄入量为14.8克,高于农村地区。

世界卫生组织在《成人和儿童糖摄入量指南》中建议,每日添加糖的摄入量不超过总热量的10%,降到5%以下会给健康带来更多益处。目前,我国居民糖摄入平均水平不高,供能比超过10%的人群比例为1.9%。但值得注意的是,儿童青少年的含糖乳饮料和饮料消费率在30%和25%以上,明显高于成人。3～5岁儿童的糖供能比高达4.8%,应引起足够重视。

虽然,我国居民添加糖摄入水平总体不高,但作为添加糖的主要来源,含糖饮料消费人群比例及消费量均呈快速上升趋势,高糖摄入已成为青

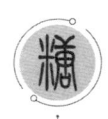

少年肥胖、成人糖尿病高发的主要危险因素,大家必须在日常生活中严加注意限糖。

(王 曼)

## 20. 代糖摄入过量有什么健康风险

### 生活实例

床头上摆着代糖饮料。

糖尿病病人:"这种无糖的饮料可以喝吗?"

营养师:"建议少量饮用,它在减少糖尿病风险方面并没有优势。"

近年来,代糖因其甜度高,但产生的热量极低甚至不会产生热量、不会升高血糖等优势受到控糖人士和糖尿病病人的青睐。于是代糖产品应运而生,"0 糖""0 卡"等字样竞相出现在各类食品饮品的包装外衣上。但也有人常问,代糖一定是安全健康的吗?吃多了会不会对人体有啥副作用?

目前,国内外对于代糖,尤其是合成代糖的安全性尚存在争议。

一般认为,代糖在规定的剂量范围内使用是安全的。

以我们常见的零度可口可乐为例,其主要的添加代糖为阿斯巴甜,按安全摄入量标准每日每千克体重不超过 40 毫克计算,一个体重 50 千克的成年人每日至多可以摄入 2 克阿斯巴甜,一罐 335 毫升的零度可口可乐大约含有 180 毫克阿斯巴甜,那么就相当于约 11 罐零度可口可乐。这个数字还是有些惊人的,因为喝这么多罐零度可口可乐肯定是不合适的。因此,即使是阿斯巴甜这种被誉为"研究最彻底的食品添加剂之一"的代糖,其对人群的健康效应也是众说纷纭。

## 代糖对于人体健康的危害

过多食用代糖可能会影响胃肠道功能。近期一项在功能性胃肠紊乱病人中开展的随机对照研究结果显示,连续 5 周每日进食含代糖

（50～100毫克）的膳食会加重受试者腹泻、餐后不适、便秘以及胃肠灼烧或胸骨后疼痛等胃肠功能紊乱症状，而同期每日应用几乎不含代糖（<10毫克/日）的膳食干预的受试者，这些症状均有所缓解。因此，我们建议本身患有胃肠道疾病的人群谨慎选择代糖产品，同时注意不要摄入过多。

近年来陆续有研究发现，代糖会影响人体肠道菌群的组成和功能。有研究者进一步发现这一影响可能会加剧细菌产生抗生素耐药性。还有一些研究者发现，肠道菌群的改变可能会进一步诱导或者加剧人体糖耐量异常，从而引起肥胖相关的代谢性改变。不过也有研究发现，对于健康的成年人来说，短期内摄入较高剂量的代糖不会造成肠道菌群改变和糖耐量异常的发生。

另外，在食用代糖产品时如果没有节制，将对控制体重起反作用。一些喜欢甜食的朋友在食用代糖制作的蛋糕、甜品时，会因为代糖的热量较低而更加没有节制；还有很多喜欢快餐的朋友，以为选择了代糖可乐就可以敞开了吃炸鸡薯条。殊不知大量的油脂、淀粉已经悄悄进入了他们的体内，造成总热量超标，长期如此会更容易诱发肥胖。因此，我们在食用代糖产品时，除了需要注意代糖本身由于过量造成的危害以外，更需要警惕这些"代糖陷阱"！

**专家支招**

在食品饮品中适量添加代糖可以在改善风味的同时减少糖的摄入，偶尔、少量食用代糖食品或代糖饮料可以愉悦心情，对健康有益，但要注意适可而止，避免过量。另外，代糖的种类繁多，建议在选择时优先选用天然代糖。

（华淑瑶）

## 21. 儿童吃糖过多龋齿发病率高

### 生活实例

幼儿园里,小朋友们围坐在老师的周围,老师正在给小朋友讲关于口腔卫生方面的知识。

老师说:"小朋友们,我们来猜个谜语,看谁能猜出来,举手回答——两排白白小兄弟,整整齐齐排嘴里。大家齐心又合力,使得食物碎又细。大家猜一猜是什么呀?"

这时候,坐得离老师最近的小朋友果果举手回答道:"老师我知道,是牙齿。""果果回答得很正确。"老师赞许地点点头,接着又问:"平时小朋友们都是怎么保护自己的牙齿呢?"这一次,小朋友们纷纷七嘴八舌地回答道:"刷牙。""不吃糖。"老师微笑着拍手说:"小朋友们回答得很好。"接下来,老师又用通俗易懂的语言给小朋友们讲述了吃糖对牙齿的危害。小朋友们纷纷表示以后要少吃糖，不要长龋齿。

几乎所有的孩子都是喜欢吃糖的，孩子只要一哭闹，家长就会给孩子糖吃，来安慰他们，久而久之，就让孩子养成爱吃糖的习惯。但是家长不知道这样会害了孩子。儿童龋齿发病率近年也在呈逐渐上升趋势，特别是学龄前儿童患龋率仍处于较高水平。

儿童龋齿是指儿童时期的牙病，包括乳牙龋齿和恒牙龋齿。儿童乳牙龋坏进展比较快，一般发现时多见于乳牙的根尖炎症，乳牙期第一恒磨牙又称六龄齿，是不会替换的恒牙，萌出年龄比较早，容易龋坏。

儿童龋齿的发病因素多而复杂，目前大多数学者普遍认同的龋齿形成的主要因素为"细菌-食物-宿主-时间"，我们也将其称为"四联因素论"。细菌与唾液中的黏蛋白和食物残屑混合在一起，这里的细菌主要为变形链球菌和乳酸杆菌，通过上述的混合可形成牙菌斑，并在牙齿表面及窝沟

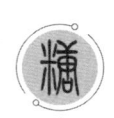

中粘附。牙菌斑如果长时间没有得到及时、有效的清除则容易产生大量酸性物质,此时如唾液的缓冲、洗涤、抗菌或抑菌等作用不足就会助长牙菌斑,使牙齿釉质表面脱钙、溶解,最终导致龋齿的发生。

儿童龋齿多因不良生活习惯和饮食习惯造成。特别是现在大多数儿童都喜欢吃含糖量高的甜食、饮料、糖果,这些食物很容易长时间粘附在牙齿表面,对牙齿造成损害。同时,不注重口腔卫生、刷牙方法不正确、牙膏选择不当,也是造成儿童龋齿发生的重要原因。

儿童龋齿对健康有哪些危害呢?从局部影响来讲,龋齿后由于牙齿疼痛会影响咀嚼功能。龋齿也会引起恒牙萌出异常,引起继发恒牙发育异常。另外,龋齿会诱发不正常咬合,容易损伤口腔黏膜等软组织,还会影响颜面部发育。龋病造成的牙齿损害还会导致漏风,影响儿童说话的发音。从全身的角度来讲,龋齿会影响全身发育。由于饮食受到影响,会降低抵抗力,还可能引起牙源性病灶感染。

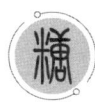

所以，家长要控制孩子吃糖的时间。很多孩子在吃正餐前会吃糖，这样会导致孩子吃不下正餐，影响营养的正常吸收，并且还会对牙齿造成伤害。孩子正确的吃糖时间应该为吃正餐时，这个时间段内，孩子不仅吃糖，还吃些其他的食物，这样对牙齿的伤害是最小的，对肠胃的伤害也是最小的。

还要控制孩子吃糖的次数和量：比如每天在固定时间段给固定数量的糖，这样还能帮助孩子养成不过量吃糖的习惯，同时也获得了吃糖的快乐。

（金姝燕）

## 22. 糖吃多了会导致近视吗

研究发现，甜食摄入过多不但会升高血糖，直接影响视力，也会额外消耗体内其他营养素，如B族维生素或钙元素，间接对视力产生影响，尤其对正处于发育阶段的孩童影响更大。具体而言，糖摄入过多对视力有以下几方面不好的影响。

## 影响视神经

B族维生素对视神经有养护作用，其中维生素 $B_1$ 含量的高低会影响视神经的发育状态。甜食由于富含糖分，单糖在人体代谢过程中需要维生素 $B_1$ 协同，过量食用甜食需要大量维生素 $B_1$ 参与代谢。若缺乏维生素 $B_1$ 会导致眼睛易疲劳、调节功能不良，促使近视的形成。

## 引起眼球结构改变

甜食在消化吸收代谢过程中会产生大量酸性物质，酸性物质过多在体内会与钙发生中和反应，致使体内钙大量消耗，造成钙含量减少。人体钙含量减少时，眼部巩膜的强度就会相对降低，在眼外肌的长期机械压力作用下，容易造成眼球壁延伸，眼球由球形转变为椭圆形，从而导致轴性近视的发生。对于眼球正处于发育阶段的青少年来说，这种现象更为明显，因此青少年的甜食摄入量更应注意控制。

## 引起眼部部分屈光性改变

甜食摄入过多，可导致机体血糖升高，血糖升高会使房水血浆渗透压降低。房水因此进入晶状体内，从而引起眼内房水的渗透压改变，使晶状体凸出变厚，视物模糊，从而诱发屈光性近视。

为了最大化减轻甜食对视力的影响，我们要控制每日甜食摄入总量。只要每日精制糖的总摄入量不超标，减少富含精制糖食品的摄入，烹饪时控制好调味料总量，就能够预防因为精制糖摄入过多而导致近视的发生。

（刘海丽）

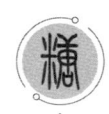

## 23. 吃糖过多如何影响肠道菌群

**生活实例**

小雪今年29岁,是互联网公司的程序员。今天她和往常一样,半睡不醒地来到了办公室。最近正处于黄梅天,天气又闷又热。喝完一杯冰拿铁好像不过瘾,还需要一点"小刺激"提神醒脑。作为互联网大厂打工人,可以免费畅饮公司的饮料。她去茶歇区拿了一瓶冰红茶,一瓶冰可乐,回到工位上喝了个开心,终于可以清醒干活了。到了饭点,点了带芝士奶盖麻薯冰激凌、红茶的外卖,给自己加点快乐。这样的生活很惬意,只是她总是时不时会有腹泻,没精打采,晚上也睡不好。去看医生,医生仔细询问她的日常饮食情况后,严肃地指出她是吃糖(甜食)过多影响了肠道菌群,所以时不时会出现腹泻,影响工作和休息。

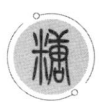

近 30 年来，全球范围内高糖食物和含糖饮料的消费仍然持续攀高。由于蔗糖已经被更便宜、更"甜"的产品所取代，人们摄入的甜味剂成分也发生了变化，比如在很大比例的食品中含有高果糖玉米糖浆。大肠是人类肠道菌群最大的定植地，肠道菌群可以对人体饮食的变化做出即时反应，可以受不同环境因素的影响。高糖饮食除了导致人体热量过剩外，还会通过影响肠道菌群而产生有害后果。

近期动物研究和人群研究已经证实，仅两天的高糖饮食（例如高葡萄糖和高果糖饮食）就会改变肠道微生物菌群的组成及代谢产物，导致肠道微生物多样性降低，特征为拟杆菌门比例显著降低、变形杆菌门比例显著增加，肠道通透性增加，增加促炎特性，影响肠道上皮完整性和黏膜免疫力，使结肠炎易感性增加，进而出现腹泻，影响工作和生活。

那么，日常生活中像小雪这样习惯甜食的人，应该怎样避免这种腹泻的情况呢？对策如下。

（1）养成良好生活习惯，充分休息，适当运动，多饮水，保持肠道健康和良好的排便习惯。

（2）减少含糖精致零食和含糖饮料的摄入，逐渐降低吃甜品的频率，在饮咖啡和茶时逐渐减少放糖量，最终不放糖。学会阅读食物的营养成分表，了解所吃食物的含糖量有多高。

（3）均衡膳食，保持食物多样化，增加新鲜蔬菜及低GI、富含膳食纤维的水果摄入，利于肠道健康。更要学会选择食材，学会烹饪，少点外卖。在平时制作三餐过程中，减少糖的添加，尽量用自然香料去替代合成调味料。

（任　茜）

## 24. 减重就是不吃糖、不吃主食吗

二、减糖更健康

### 生活实例

同事甲:"最近我又胖了,肚子上'游泳圈'都出来了。我要开始减肥了,你们少诱惑我。我不吃下午茶了,蛋糕、奶茶都很甜的。"

同事乙:"我听说减肥最关键的就是不吃饭,米饭含糖量高。"

同事丙:"对的,米饭含糖量高,我很久不吃米饭了,每顿就吃肉和鱼。水果对皮肤好,我每天要吃很多,但是好像体重一点都没掉啊,怎么办?"

在各种减肥说法中,不少人推崇减糖就能减重,这准确吗?答案是"不"!

因为造成肥胖的根本原因是机体热量代谢的

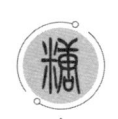

失衡。生命过程是一个热量摄入、储存与消耗的动态过程,当热量摄入大于热量消耗,剩余热量以脂肪组织的形式储存在体内以备不时之需时,表现为体重增加、发胖。

热量来自哪里?热量主要来自我们的餐桌,由于主食中含碳水化合物(简称糖类)量高,众多的减肥人士把不吃主食作为减重的主要手段,最终可能导致工作中思想不集中、反应迟钝、记忆力减退等。这是由于糖是提供大脑能源的唯一燃料,不能长期缺乏。

多项研究表明:游离糖(或添加糖)摄入过多是导致超重、肥胖的重要原因。游离糖是指制造商、厨师或消费者添加到食品和饮料中的单糖和双糖,以及蜂蜜、糖浆、果汁和浓缩果汁中的天然糖,其本质是一种可快速动员的热量源,基本不含其他对机体健康有益的营养成分。

摄入游离糖尤其是以含糖饮料的形式摄入,会增加摄入总热量,从而减少其他营养食品的摄入,造成膳食营养的不均衡,最终导致体重上升及出现慢病风险的增加,故整个生命过程中都要保持减少游离糖的摄入。

记住,减肥要减糖,关键是减游离糖/添加糖。但是减糖不代表不吃糖、不吃主食,学会"会吃糖,吃适量糖",科学、合理减重才是硬道理。

(曹　芸)

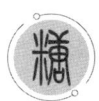

## 25. "无糖食品"可以放心吃吗

### 生活实例

患有糖尿病的王阿姨走到商场的食品区柜台前,向售货员小姐姐咨询:"你好!我有糖尿病,最近经常感到饥饿,我需要购买一些无糖点心。能帮我推荐一下吗?"售货员赶紧就无糖点心介绍起来。

无糖食品作为一种自带健康光环的食品,被接受度越来越高。除了糖尿病病人、血糖偏高的人之外，如今许多健康人群出于健康的目的，也开始有意识地减少糖分的摄取，选择低糖食品或者无糖食品。那么，哪些食品是无糖食品？"无糖"是真的不含糖吗？选购时要注意什么呢？

无糖食品，起源于国外市场，味道也可以很甜。所谓无糖，可以理解为用不易被人体吸收的糖醇、低聚糖等甜味剂（代糖），替代易造成蛀牙、肥胖、高血糖的添加糖。无糖食品可以是饼干、面包、蛋糕、月饼、八宝粥、莲子羹、酸奶、豆浆、奶茶、冰激凌、巧克力、口香糖等，其作用是使食物既有糖的味感，又没有添加糖的热量。

## 无糖食品也不能想吃多少就吃多少

无糖食品相较同类含添加糖的食品，产热量较低，升血糖较慢，对肥胖、糖尿病的控制有帮助。但是前文中已提到，无糖食品中添加的代糖并不是绝对安全，不能放心地想吃多少就吃多少。

无糖食品并非完全不含糖："无糖或不含糖"

是指固体或液体食品中每100克或100毫升的含糖量不高于0.5克。只要食品(如饼干、蛋糕、月饼等)中有糊精或来自大米、白面的精制淀粉(淀粉属于多糖,进入胃肠道,可以分解成葡萄糖),就会和白糖一样有容易令人发胖的热量,就会和白糖一样快速升高血糖;只要食品(如饼干、蛋糕、月饼、奶茶等)中有过多的脂肪,就会比白糖更容易令人发胖,对于糖尿病病人和减肥者来说,一样是大麻烦。

甜味剂(代糖)能让人食欲大开,容易吃得多。代糖大部分本身没有营养价值,哪怕是既不升高血糖,也不变成热量,但研究发现它们可能使人食欲大开,一方面直接给身体带来多余热量,另一方面,味蕾得到甜味后向大脑报告身体得到了糖,而大脑血糖却没有相应上升,得不到真正的糖激发,这完全不一致的两路信号,让聪明的大脑中枢"犯了难"——到底是该命令停止进食、降血糖呢,还是接着畅吃、升血糖呢?于是,就可能带来食欲障碍和代谢紊乱,进一步增加肥胖的危险。更糟糕的是,很多喜好甜食、喜好甜饮料、喜好高度加工食品的人,把某种食品的"无糖"标记视为救命稻草,放纵自己,大快朵颐,这才是无糖食品所带来的最大麻烦!

## 注意"无糖食品"命名的特殊性

如果不加甜味的糖醇和低聚糖,是原味的,不可以称作无糖食品。比如,加了糖醇的饼干可以叫作无糖食品,而不加糖醇也没有任何甜味的淡咸味饼干不能叫作无糖食品;又比如说,加了木糖醇的藕粉可以叫作无糖食品,而压根就没有甜味的纯藕粉,却不能叫作无糖食品……有点滑稽?这是国际惯例。

如果单加高倍甜味剂,不可以称作无糖食品。高倍甜味剂,天然提取的主要包括甜叶菊提取物、罗汉果提取物和索马甜等,合成甜味剂常见有糖精、安赛蜜、阿斯巴甜、三氯蔗糖等。高倍甜味剂甜度是蔗糖的30～600倍,甜度高、热量低、不易发生龋齿、多不参与代谢过程,对血糖无影响,广泛用于食品添加剂。但是单纯用高倍甜味剂配制的食品,一般只能称作无热量食品(零卡食品)或低热量食品。比如,市售某品牌零度可乐的配料表为:水、食品添加剂(二氧化碳、焦糖色、磷酸、咖啡因、阿斯巴甜、安赛蜜、蔗糖素、苯甲酸钠、柠檬酸钠)、食用香料。尽管与普通可乐对比,去掉了果葡糖浆、白砂糖,甜味由阿斯巴甜、安赛蜜、蔗糖素(三氯蔗糖)等甜味剂来提供,但只能称为无热量饮料,不可以称作无糖饮料。

## 如何选购无糖食品

(1)要选择正规厂家生产的无糖食品:相对而言,正规厂家管理规范,配方会尊重营养专家的意见,投料也比较准。

(2)看配料表,查食物成分表

不要被商家的文字游戏所误导:有的食品虽然标注了"无蔗糖",但配料表上标有白砂糖或葡萄糖,其实,蔗糖和白砂糖是一回事;还有的标注有"糊精""麦芽糖""淀粉糖浆""玉米糖浆"等,均是糖。此外,市售的奶粉或奶制品因甜度不够,往

往添加蔗糖以增加口感;"无糖奶粉""无糖酸奶"只是未掺入蔗糖,奶粉和酸奶中的乳糖并未被提炼去掉,乳糖经消化后仍会分解成葡萄糖和半乳糖,半乳糖经肝脏分解又会变成葡萄糖,大家要注意甄别。

不仅要看否标注"无糖食品"的字样,还要看配料表中有无蔗糖含量,还要考虑食物本身淀粉、糊精含量。如前所述,无糖元宵、无糖糕点是用淀粉做成的,而淀粉本身也是糖,在人体内可分解为葡萄糖。这类食物真正的含糖量可能一点儿也不低,病友可以上网查一查无糖食品或它的主要原料的血糖生成指数、血糖负荷是多少。作为零食食用,注意限量,从每日总热量里扣除。

除了热量,核心营养素(蛋白质、脂肪、碳水化合物和钠等)也是营养标签上必须标注的内容,蛋白质、脂肪和碳水化合物这三大营养物质在肝脏中是可以相互转化的。比如,无糖饼干、无糖奶茶,在制作过程中会添加油脂,食用之后会逐步代谢转化成葡萄糖等,血糖自然会随之升高。高钠的无糖食品同样不是健康之选。

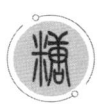

（3）加强质量安全市场准入制度建设：实施质量安全市场准入制度的食品，在出厂前必须在其包装或者标识上加印、贴 QS 标识，没有 QS 标识的不得出厂销售。当然，食品添加剂、配料、保质期等也是包装袋上不可缺少的内容。

总而言之，要想远离肥胖，控制血糖，最好的饮食方法还是少吃任何人工甜味的食物，增加粗粮、豆类、薯类膳食占比，用天然质地的新鲜水果来替代甜食和甜饮料，不要把希望寄托在无糖、低糖食品上。

（马爱勤）

## 26. 哪些食品属于低糖食品

**生活实例**

李大爷今日约了许久未见的老同学王老伯一起在外吃饭，饭局上两人攀谈起来。李大爷说：

"老王,你之前不是最爱吃糖藕吗?怎么今天筷子都不动一下?"王老伯皱着眉头说:"唉,不能吃了。最近体检查出糖尿病,现在是这也不敢吃,那也不敢吃,就怕吃一点血糖就升高。"李大爷赶紧说:"你早点说呀,我糖尿病好多年了,现在有好多低糖食品,你可以吃这些呀!"

与高糖饮食相比,低糖饮食有助于降低糖尿病病人的血糖水平及维持血糖稳定,在减重及降低血脂水平方面也发挥着不可或缺的作用。对于糖尿病病人来说选择低糖食物的好处是除了控制血糖以外,还能减少或预防龋齿、减少代谢综合征风险。

那么,什么是低糖食品,低糖食品有哪些呢?

"低糖"的定义,是指固体或液体食品中每100克或100毫升的含糖量不高于5%(即5克),这里的糖是指葡萄糖、蔗糖、麦芽糖、果糖、果葡糖浆、玉米糖浆等单糖或双糖。这些糖不仅升血糖速度快,还会增加龋齿风险,吃多了更易长胖,所以,健康人群每天添加糖的摄入量不宜超过50

克，最好控制在25克以下(方糖5～6块)。

糖尿病病人的饮食，肯定是要多选用低糖食物，主要指蔬菜、水果和肉类等"低碳水化合物食物"。也就是在饮食中多摄入脂肪和蛋白质，少摄入碳水化合物，即多吃菜、少吃饭，注意主食粗细合理搭配，同样要控制每餐摄入总热量；主食多选择升血糖指数低的食物；每餐七八分饱最好；不饮用含糖饮料，多喝白开水；注意菜肴不加糖，烹调方式可选择蒸、煮、清炒，尽量避免油炸、烧烤。

为了提高饮食的安全性，糖的摄入要注意限量，不要一次性吃太多，避免造成血糖波动。同时，建议大家可在两餐之间血糖最低时食用，并在饮食半小时或一小时后检测血糖，如果食用前后的血糖值波动不大，那么以后就可以规律地适当食用低糖食品了。

**专家支招**

糖尿病病人在选择低糖食品时,不能只盯着"低糖"两个字,还要看看营养标签。

尽量选择主要成分为含有麦片、荞麦等粗粮的产品,这些都是高纤维素食物,可以调节肠道的蠕动,减缓肠道的吸收,让胃排空的速度减慢。这样可以延缓食物中葡萄糖的吸收,消除餐后高血糖。

还要学会分辨天然甜味剂和人工甜味剂。现在市场中的甜味剂可以分为两大类:一类是像麦芽糖醇、木糖醇、赤藓糖醇这样的天然甜味剂,从植物中通过化学手段提取而来,比较健康。另一类是像安赛蜜、阿斯巴甜、三氯蔗糖这样的人工合成甜味剂。人工甜味剂价格低廉,甜度比较高,但长期过量食用也存在免疫力低下、胃肠道不适等风险。因此,建议糖尿病病人优先选择添加天然甜味剂的食品。

(唐 彦)

## 27. 早餐如何减糖

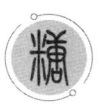

### 生活实例

张大爷刚确诊2型糖尿病没多久,目前通过口服降糖药控制血糖,他也十分注重控制饮食和锻炼身体。这天早上张大爷晨起锻炼完,肚子饿了,就在外面买了杯无糖豆浆、一个菜包吃起来。结果一测餐后血糖,就高了。张大爷心想没吃糖呀,怎么又高了呢?

众所周知,有些食品中的糖是隐形的,可能因为其他风味物质的遮盖,我们不太能感受到甜,但它就在我们一日三餐中隐藏着。这包括添加糖,还包括蜂蜜、糖浆或者果汁中的游离糖。张大爷虽然没有直接吃甜食,但是他在外面买的菜包,包子皮是精白面粉制作的,吃起来又松软又香甜,容易消化吸收，也会造成摄入后血糖水平的升高。

## 早餐想要减糖，关键是学会识别糖

简单地讲，早餐中的隐形糖来源有这么两类：含糖食品和烹饪中用糖。早上的烹饪一般都比较简单，用到糖的地方也比较少，只要注意不吃糖包子，不喝甜豆浆，不喝甜汤，基本可以杜绝添加糖。但是含糖食品在早餐中可能真的防不胜防。这些早餐食品很可能是隐形糖大户，比如汤圆、酒酿、奶黄包、调味燕麦片、调制乳、酸奶、豆浆粉、芝麻糊、八宝粥、吐司、面包、杂粮馒头等。

选购早餐时需要留意一下配料表，如其中标注有白砂糖、葡萄糖、果葡糖浆、蔗糖、乳糖、麦芽糖，都算糖类中的一种，是需要管控摄入量的。

## 早餐减糖要注意的品种

（1）豆浆：很多人习惯购买豆浆粉，早餐时冲调一下即可，但是留意观察一下配料，你会发现这里面差别很大,有些声称为原味的豆浆粉,配料中却有麦芽糖浆、白砂糖等。

建议购买袋装冲调型豆浆粉时,尽量选择配料中仅有大豆的产品。

如果像张大爷这样,在早餐摊上买即饮型豆浆,虽然买的是原味,也可能摄入不少麦芽糖浆。很多商家为了操作方便,大多采用豆浆粉冲调的方式制作即饮型豆浆。原味代表没有额外调节口味,不代表里面没有糖。

(2)酸奶:酸奶经过乳酸菌发酵,乳糖被分解,解决了不耐受问题,更适合国人消费。但是正因为乳酸菌发酵的过程中会产酸,大部分人都很难接受过酸的口味,所以大多数酸奶中都会加入白砂糖。

(3)中式面点:大部分面食,比如馒头、包子、蒸饺、烧卖等都是不含糖的,但是这也有地区之别,比如很多南方早餐中的馒头,虽然尝起来没有明显甜味,但在制作过程中会加糖,需要留意。

(4)西式面点:如面包,很多市售产品会加入糖,来达到更好的口感,烘焙店里购买的大多数产

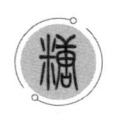

品都含有糖。少数不加糖的品类,只有法棍、碱水面包。如果想要在家里尝试粗粮无糖面包,可以考虑适当加入一些代糖,如木糖醇、阿拉伯糖来平衡口感和健康需求。

另外,还有很多适合早餐吃的食品,比如芝麻糊、燕麦片,有些刻意标注"不含蔗糖"。但是不含蔗糖不代表里面没有其他糖,所以还是需要注意观察配料表。

(苏晨曦)

## 28. 午餐如何减糖

### 生活实例

李阿姨是无锡人,自从老伴得了糖尿病之后,她就感觉不会做饭了,特别是午饭。因为她习惯烧菜时放糖,老伴要控制糖的摄入量,不放糖了,感觉烧的菜都不对味了。这午餐如何减糖呢?

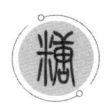

会做饭的朋友们都知道,糖在烹饪中有提鲜的作用。常用来炒菜的糖有白砂糖、绵白糖、黄冰糖等,这些糖大多是以甘蔗或甜菜为原料加工成的,其中以蔗糖为主,还有少量的葡萄糖和果糖。烧菜时适当少量添加糖,不会影响到菜肴的整体升血糖的能力。

临床研究发现,蔗糖引起的血糖升高幅度并不一定比相同热量的淀粉类食物更高。所以日常生活中没必要绝对禁止糖尿病病人摄入糖。但是,我们需要考虑的是伴随着蔗糖摄入的同时,往往会同时摄入其他的高热量食物,比如脂肪类,所以常规不推荐在饭菜里放糖。

李阿姨家里的午餐想要减糖不减味,其核心在于通过"替代品"逐渐替代对甜的嗜好。具体措施如下。

(1) 选择低糖主食

替代白米饭:白米饭虽然美味,但升糖指数较高。可以尝试用糙米、燕麦或藜麦等全谷物替代部分或全部白米,这些粗粮富含纤维,有助于减缓对糖分的吸收。

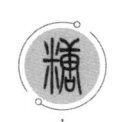

蔬菜替代主食：增加蔬菜沙拉或蔬菜汤的比例，用蔬菜的自然甜味来满足味蕾，同时提供丰富的维生素和矿物质。

（2）聪明选择配菜

瘦肉与豆制品：选择鸡胸肉、鱼肉等低脂瘦肉，以及豆腐、豆浆等豆制品。它们不仅蛋白质含量高，而且几乎不含糖分。

减少加工肉制品：火腿、培根等加工肉制品往往隐藏着不少添加糖，应尽量避免或减少食用。

告别糖醋系列：像糖醋排骨这样的菜肴虽然美味，但糖分含量极高。可以尝试清蒸、炖煮等烹饪方式，用酱油、姜蒜等天然调料提味。

多吃绿叶蔬菜：绿叶蔬菜如菠菜、生菜等，不仅糖分低，还能提供大量纤维，帮助消化。

（3）注意饮品替代选择

少喝含糖饮料：果汁、奶茶等高糖饮品是午餐时常见的"陷阱"。建议换成白开水、无糖茶或黑咖啡，既健康又解渴。

自制低糖饮品：如果喜欢有味道的饮品，可以尝试自制柠檬水、薄荷水等，用少量蜂蜜或天然甜味剂调味。

（4）合理规划分量

控制总热量：即便食物选择正确，过量摄入也会导致热量过剩，间接影响血糖水平。合理控制每餐的分量，避免暴饮暴食。

定时定量：保持规律的饮食习惯，避免午餐时间过晚或过量，有助于维持血糖稳定。

调整午餐结构，既满足味蕾又能减糖。因此，午餐减糖，并非意味着牺牲美味，而是一种更加智慧、健康的选择。让我们从今天开始，为自己的午餐加点"减糖智慧"，迈向更加健康的生活吧！

（苏晨曦）

## 29. 做菜如何减糖

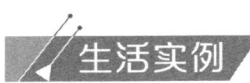

小明和小芳刚结婚不久，这天在厨房里边做

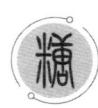

饭边聊天。小芳问小明:"小明,糖吃多了对身体不好,但是我们喜欢吃甜食,不放糖,菜又不好吃,你知道怎么做菜不放糖还能好吃吗?"小明支吾了半天,没说出个方法来。是啊,我们在做菜时如何减糖呢?

其实,要想在做菜时控制糖的用量,可不只是不放糖这么简单哦。今天我们就来教大家如何在做菜的过程中减少糖的使用。

说到减糖,相信大家首先想到的就是做菜的时候少放或者不放糖,而这个通常被大家提及的"糖"一般都是指蔗糖类的纯糖调味品,也就是我们常见的白砂糖、红糖以及冰糖。没错,这些是菜中添加糖的主要贡献者,应当降低用量。在减少使用这些糖的同时,我们可以用一些具有甜味的食材进行替代,以增加食物的风味,比如葡萄干、大枣、蜂蜜、菠萝、玉米、南瓜、红薯、甜菜、甜椒等。

其实,除了白砂糖等纯糖调味品以外,其他的一些风味调味料中也有添加糖的存在。比如蚝

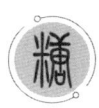

油、酱油等在增鲜的同时也带来了不少添加糖,我们可以用盐、虾皮和紫菜等天然的鲜味食物来部分替代蚝油、酱油;番茄酱、拌饭酱、烧烤酱、沙拉酱等酱料中也含有较多的添加糖,我们可以选择用油醋汁等无糖的酱汁来代替。

糖在做菜时起到重要的提鲜作用,因此有人担心在去掉糖或含糖的调味品时饭菜也变得不香了。为了"减糖不减味",建议大家在烹调时尝试用葱、姜、蒜、辣椒,以及肉桂、胡椒等香料为菜肴提味。比如,在咖啡中可以放入一些肉桂。

很多人喜欢吃的肉肠、火腿等肉制品,在加工的过程中通常会添加一些蔗糖、葡萄糖以及山梨糖醇等甜味料,以起到保色、改善风味和肉质等作用。因此,为了更好地达到减糖的目的,我们在做菜时还应尽量选用新鲜的畜、禽肉类,不用或少用加工的肉制品。

(华淑瑶)

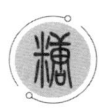

## 30. 做主食如何减糖

### 生活实例

刘大妈今年刚退休,从岗位上退下来的她,没事儿就喜欢给老伴做面食。作为一个地地道道的北方人,刘大妈一家餐餐少不了面食,如面条、馒头、饺子、花卷等。对于刘大妈来说,没吃面食就等于没吃饭。然而最近单位体检,刘大妈被查出来空腹血糖偏高。虽然还没达到糖尿病的诊断标准,但是刘大妈非常紧张,她不想和她的很多同事一样吃药、打胰岛素。那么,做主食如何减糖呢?

作为健康膳食的一部分,主食是必需的,但摄入过多,也有导致血糖升高的风险。《中国居民膳食指南(2022)》指出,要坚持谷类为主的平衡膳食模式。谷类是以禾本科植物为主的粮食作物的总

称,其中稻米和小麦占世界粮食总产量的一半以上,我们平时所说的粗杂粮也属于谷物,例如玉米、燕麦、荞麦、小米、紫米等。根据加工程度不同,谷物可分为精制谷物和全谷物,其中全谷物的特点是保留了完整谷粒所具备的胚乳、胚芽和麸皮及营养成分。已有多项人群研究证实,用全谷物代替精制谷物可以提高胰岛素敏感性、调节肠道微生物群,维持代谢稳定,保护肠道功能。

还有研究发现,主食的做法不同,吃完以后对餐后血糖的影响也是有差别的。在每天250克左右的主食中,除了平时的精白米面等细粮,其中应该包括50~100克的粗杂粮及杂豆,建议优先选择糙米饭、全麦面包、玉米粒、青稞仁、燕麦粒、荞麦、莜麦、全麦片、豆饭、蒸红薯、八宝粥。可以掌握以下做主食的减糖原则。

(1)用厨房秤对三餐的主食进行称重,例如中餐和晚餐称重50克左右的生米,熟悉并掌握每餐进食的主食量。

(2)用粗杂粮代替部分精白米面,优先选择低升糖指数的主食。例如在白面粉中掺入全麦

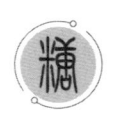

粉、荞麦粉、豆面粉、亚麻籽粉来做馒头、发糕、烙饼等；或将大米与燕麦、大豆、绿豆、红豆、荞麦等拼配，做成杂粮米饭，既丰富了米饭的外观、口感，又利于减糖。

（3）只要咀嚼功能允许，杂粮应尽量保持完整性，不要煮得太过软烂。优先选择完整的谷物籽粒，少选择碾磨、粉碎、压片等简单处理后的产品。

（4）可选择一些新培育的、血糖友好的工程类营养谷物，如珍珠粟、工程大米等。

（5）保证良好的进餐环境，细嚼慢咽，主食放在最后吃。如果吃饭过快，一方面会让人不自觉地比平时多吃，不利于总热量的控制，另一方面食物迅速进入胃肠道，既不利于营养物质的充分吸收，又会引起血糖快速上升。吃饭要细嚼慢咽，仔细品味食物的质地，享受咀嚼的过程，先吃菜再吃主食。这样蔬菜中大量的膳食纤维停留在胃中，延缓主食中碳水化合物的吸收速度，减少主食对升血糖的影响。

（任　茜）

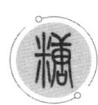

## 31. 减糖主食怎么选

前面我们介绍过,糖类是碳水化合物的简称。我们平时所说的主食包括米、面,以及玉米、土豆、红薯、南瓜、山药等富含淀粉类多糖的根茎类植物,是我们获取碳水化合物的主要食物来源。淀粉经胃肠道消化转化为葡萄糖后,大部分用于为细胞提供热量,一部分转化为糖原储存起来,是最经济高效的热量来源,并且能起到节约蛋白质的作用。同时,还有一部分葡萄糖参与体内生化合成反应,是合成蛋白质、脂肪酸所必需的。

针对主食的减糖,我们要做的并不是一味地减少甚至戒断主食的摄入,而是要控制主食的升糖速度。营养学家给食物的升糖速度进行了量化,将其定义为升糖指数(GI),每一种食物都有自己的 GI。GI 值越高,表示这种食物的升糖速度越快;而 GI 值越低,其升糖速度越慢。一般来讲,与

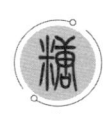

精制的米面相比，富含膳食纤维的全谷物和薯类食物的 GI 值较低，我们可以通过选择 GI 值较低的谷薯类食物作为主食，以达到减糖的目的，中国营养学会也建议每日应保证 1/4～1/2 全谷物或杂豆的摄入。

因此，从健康的角度出发，不能简单地把米饭等主食戒掉，需要选择优质的主食来源。

（华淑瑶）

## 32. 做汤羹如何减糖

**生活实例**

所谓饮食，饮在前而食在后。许多人在吃饭时候，可以没有山珍海味、大鱼大肉，却一定要配有一碗汤。法国国王路易十四的御厨路易斯·古易在其《汤谱》中有名言传世："餐桌上是离不开的，菜肴再多，没有汤，犹如餐桌上没有女主人。"

汤的分类方法多种多样，按主要食材分类，可分为肉类汤、海鲜汤、素汤；按浓稠度分类，可分为清汤、浓汤、羹汤等。从口味上分，可有咸鲜汤类、酸辣汤类和甜汤类等。

从上述分类举例的汤羹原材料可以看出，有些汤中选取了富含淀粉类的食材，如土豆、洋葱、粉条等；有些为了使汤羹变得浓稠，利用淀粉进行了勾芡；还有一些是由于口感的需要，加入了含糖的调味料。由此可见，在汤羹烹饪的过程中，无论是原材料、调味料以及烹饪的手法，都可能使得最后成品汤羹的含糖量不容小觑。

那么，我们在做汤羹时如何减糖呢？专家推荐，可以从以下几个方面减少隐形糖的摄入量。

（1）减少含糖量高的调味料，或选择代糖产品（甜味剂）来替代白砂糖，可以减少一部分糖类摄入。

（2）若汤羹里的主要食材由土豆、粉条等淀粉含量较高的食物构成，则在食用时可以减少这些食材的摄入量或者用其替代部分主食。通常，

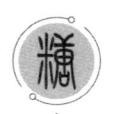

100 克土豆可以替换 25 克大米。

（3）汤羹在勾芡过程中不要太浓稠，可减少淀粉的用量。

这样，我们就可以在喝汤时从方方面面减少"隐形糖"的摄入量。

（沈　静）

## 33. 喝果汁如何减糖

**生活实例**

炎炎夏日，来一杯冰镇的果汁就是那个畅快！甜美、清爽的果汁，加上包装上"天然""鲜榨"的字样和诱人的水果图画，受到各个年龄段人们的喜爱。

同事 A："不喝奶茶不吃甜点了，我要减糖，来一杯鲜榨果汁吧。"

同事 B："我也要减糖，鲜榨果汁很健康，我也来一杯。"

鲜榨果汁含糖量少吗？喝果汁如何减糖呢？

有些消费者觉得，吃水果要清洗、削皮、吐核，喝果汁没有这些麻烦而且方便携带，殊不知很多鲜榨果汁中也会加入糖浆，除非您要求不要加糖。因此，减糖控糖，抵挡"甜蜜诱惑"，需要管住嘴。

## 吃水果与喝果汁的区别

我们来看一下水果和果汁在营养成分上的区别。完整水果含有易溶于水的糖、维生素 C、钾、花青素、有机酸和不溶于水的钙、膳食纤维、果胶、胡萝卜素。榨成果汁后，钙、纤维素、果胶等不溶水的成分就会丢失；溶于水的营养成分中的维生素 C 被破坏近 80%；水果细胞壁被破坏，进入了大量的氧，增加了氧化率，多酚类物质被氧化变色；纤维素被破坏，糖分增高，热量增高。

以一个 200 克的苹果为例，含糖量约为 20

克，其热量约为400千焦（约96千卡）。用200克苹果榨出来的苹果汁，两者热量相当，但是由于在吃的过程中，反复咀嚼可以延缓胃肠排空速度，增强饱腹感，同时由于苹果中含有不易消化吸收的纤维素，可延长消化时间，也可使人不觉得饿，所以吃这样一个苹果，大部分人就会觉得饱了。而喝果汁的时候，果汁很快通过胃肠，排出体外，不易增加饱腹感。比如，一次吃掉4个橙子不太现实，但一次喝下4个橙子榨出来的汁可一点也不难。因此，吃完整的水果，饱腹感强，易于控制食欲，减少热量摄入。吃水果比起喝果汁，肥胖风险会降低。

## 果汁的含糖量会更高

除了营养被破坏外，最重要的还是果汁中的含糖量很高。许多水果在榨汁后都需要加糖来中和酸味，味道清淡的果汁也需要加糖来调味，这样就会比吃水果时多摄取一部分的糖。果汁的含糖量通常都很高，像苹果汁、橙汁的糖含量都在8%

以上，葡萄汁的含糖量更高达 15%～20%。所以喝一杯纯果汁，就能喝进去 20～40 克的糖，即使你没有觉得有多甜。

## 怎样既喝上果汁又能减糖

（1）水果选择有讲究：如果很想喝果汁又想减糖，可以选择含糖量低的水果（每 100 克含糖量少于 10 克的水果），比如橙子、柠檬、葡萄、桃、李、杏、草莓、樱桃等。

（2）选用蔬菜汁代替：建议大家选择蔬菜榨汁。比如西红柿、甘蓝、芹菜、黄瓜、苦瓜等，每 100 克含糖量在 5 克以下，又富含水分和维生素，热量极少。即使多喝了点西红柿汁或黄瓜汁，也不用担心糖分过高。

### 专家支招

首先，不要对果汁过分依赖。果汁的糖分和热量对健康造成的伤害，超过营养成分

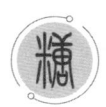

带来的好处。果汁含有大量的果糖,果糖比葡萄糖更容易被肝脏转化为脂肪。摄取大量的果糖,得肥胖、糖尿病、龋齿、心脏疾病的风险大大增加。

对于能够食用新鲜水果的人来说,完整的水果是更好的选择。对于健康人来说,要想真正获得健康,如果牙齿还不错,还是亲自去咀嚼新鲜水果,用自己的牙齿来"榨汁"吧。

(金姝燕)

## 34. 吃零食如何减糖

**生活实例**

张阿姨最近碰到了烦心事,她最近查出血糖有些高。可是她平时就爱在看电视时吃点零食,比如蝴蝶酥、条头糕、话梅、奶油蛋糕,都是她爱吃的。现在家里人为了她的健康,严格管控她吃零食。可是张阿姨却觉得,活到这个岁数,就这么点爱好,看电视时不来点零食,简直太难坚持。张阿姨心情糟透了,觉得老年生活一下子没有了生活质量。那么,得了糖尿病怎么选择零食呢?

本质上,减糖的目的也是为了控制血糖,以提高生活质量。因此,基于这个层面,建议血糖高的朋友们挑选零食时要明确三个观念:①不能以偏概全,不要盲目反对吃零食。②吃零食要讲究技巧,注重质量,不能只图解馋。要选择纯天然、无加工或少加工的食品,选择的零食要低糖、低盐、低油脂,尽量少含或不含添加剂。③要将零食所含的热量计入每天饮食的总热量中,并且不能打乱正常进餐习惯。所选零食摄入后不会明显升高血糖,以免影响消化吸收的正常规律。

为了减糖,血糖高的朋友们可以选择哪些食物作为零食呢?

(1)可生食的蔬菜类:可以当零食吃的蔬菜

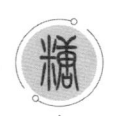

有西红柿、黄瓜、水萝卜、胡萝卜等。蔬菜含糖量低,热量密度低,膳食纤维含量高,口感也不错,对于想减糖的人来说是不错的选择,每次可以吃200克左右的黄瓜或者西红柿。

(2)水果类:可选择血糖生成指数相对低的水果,如苹果、梨、柚子、桃等,少吃香蕉、桂圆等含糖量高的水果。尽量选择新鲜水果,而不是果干、果汁,要直接吃,最大限度地保留水果中的营养素和膳食纤维。在血糖控制好的情况下,每次可吃120~150克的水果。

(3)豆制品及奶类:液态奶和奶粉都可以作为零食加餐。选择不额外添加蔗糖的奶类,酸奶应选择无糖酸奶,少选或不选乳饮料。豆制品,尽量选择少加工、少添加的原味制品,每次推荐量20克左右;豆浆,宜选择不加糖的纯大豆豆浆,少选五谷豆浆。每次可以喝200~300毫升豆奶或豆浆。

(4)坚果类:吃少量坚果,以不添加糖为好。

除了注重零食的种类选择和控制每次零食的食用量以外,吃零食的时间也非常关键,最好选在两餐之间、运动前半小时或睡前一小时,不要在饭后马上吃零食,以免血糖上升过高。

(唐　彦)

## 35. 孕妇如何健康减糖

**生活实例**

小王结婚三年了,最近好不容易怀孕了,全家人都高高兴兴,把她当成了重点保护对象。但是最近的产检中发现血糖有点高,产检医生也提醒她要学会科学控糖。因此,她很纳闷,孕产妇应该如何健康减糖呢?

孕妇在产检中如果发现血糖有些高,的确需要健康减糖以控制血糖,妊娠期糖尿病是孕期常见的代谢异常问题,若未有效控制,有较多风险。对孕妇:增加妊娠高血压、羊水过多、难产及产后

出血风险,远期发展为 2 型糖尿病的概率升高;对胎儿:导致巨大儿(体重＞4 千克)、胎儿生长受限、早产、新生儿低血糖及呼吸窘迫综合征。

通过饮食干预,80%以上的"糖妈妈"可将血糖稳定在理想范围内,避免并发症发生。

可分以下几步来进行。

(1) 控制零食中的糖

由于孕中期后人体对热量的需求增加,每日应额外摄入 200～300 千卡热量,以保证胎儿的生长发育。因此,孕妇往往会通过增加零食的摄入,来补充热量。血糖升高的孕妇在选择零食的时候,应注意减少各类甜食的摄入,包括饼干、蛋糕、巧克力、糖果等;可以选择低糖饼干等零食,以及各类坚果、无糖奶制品等作为零食,补充热量和蛋白质等。

(2) 控制水果的摄入量

为了补充孕期增加的维生素需求,孕妇们十分注重水果的摄入。往往会连续摄入大量水果,这也不利于血糖的控制。建议选择低糖的水果,并控制每日摄入量。例如,可以选择草莓、蓝莓、樱桃、柚子、猕猴桃、苹果（带皮）、圣女果等。尽量减少榴莲、荔枝、芒果、葡萄、香蕉等。每次水果摄入量控制在100~150克，每日2~3次。全天水果控制在200~400克。把水果切成小块和黄瓜、小番茄等搭配在一起，做成水果拼盘，每次150克左右，也可以降低每次摄入的水果的血糖负荷。

（3）用果蔬汁代替果汁

果汁往往是水果的浓缩，我们一次吃橙子，最多也就是吃1~2只，但是，如果要榨成一杯500毫升的果汁，可能就需要5~6只橙子。并且榨橙汁的过程中，损失了富含膳食纤维的果渣。所以，果汁相对于水果来讲，含有更多的糖分，更不利于血糖的控制。如果很想喝果汁，建议在榨果汁的时候加入一半的蔬菜。那些多汁、能够生吃的蔬菜都可以榨汁，比如黄瓜、番茄、芹菜、胡萝卜、甜菜等。

（马爱勤、葛　声）

## 36. 老年人如何减糖

**生活实例**

晚饭后,在小区的广场上,一群退休后的大爷大妈们在跳着广场舞。王大妈边跳边对身边的刘大妈说:"这几天我感觉不大好,到医院去看医生,医生说我血糖有点高,要注意在饮食中减糖。你说这如何减糖啊?"刘大妈连忙说:"是啊,这是个麻烦事!"到底老年人如何减糖呢?

老年人吃甜食(糖)多了,就会因摄入热量太多而产生饱腹感,影响对其他富含蛋白质、维生素、矿物质和膳食纤维的食品的摄入;还会使人体血液趋向酸性,减弱免疫系统的防御功能。时间久了会使胰岛素分泌过多、糖和脂肪代谢紊乱,进而促进多种慢性疾病,如心脑血管疾病、糖尿病、肥胖症、老年性白内障等疾病发生。那么老年人该如何减糖呢?

(1) 选择有营养的甜食：甜食和零食也有好坏之分，选择有营养的和健康的甜食可以弥补损失的蛋白质、维生素和膳食纤维等营养素，一举两得。比如芒果酸奶布丁、香芋西米露、桂花红枣蒸山药、酸奶紫薯泥等，都是好吃的甜品，这些甜品热量较低。

(2) 用健康的零食代替糖果：想吃甜食时，可选择水果、低脂的巧克力牛奶、低糖的谷类食品或含新鲜水果的酸奶。水果可以选血糖生成指数低的梨、苹果、柑橘、柚子、樱桃等。零食尽量选择天然来源的食品，最好远离饼干、巧克力、糖果、糕点、蜜饯、果酱等之类高糖、高度加工食品。

尽量在两餐之间和饭前吃零食，饱餐之后不要再吃，特别是晚上。如果吃零食的量比较大，应当减少正餐的量，以避免肥胖。还有一些容易被大家遗忘的"传统"健康零食，比如南方的五香盐水煮毛豆、茴香豆和奶油蚕豆，北方的烤红薯、煮玉米和煮花生，水乡的煮老菱角、藕片和荸荠等，

它们能补充相当多的矿物质、膳食纤维和慢消化淀粉,有利于抑制食欲,防止血糖升高。

(3)自制甜品和饮料:自己做的甜品和饮料可以控制糖的量,对每日的摄糖量做到心中有数。代糖的种类也了解得比较清楚,安全性高,可以选择代糖调味剂。比如冰镇绿豆汤,莲子银耳羹等。

(4)不喝或少喝含糖饮料,用白开水代替饮料。白开水是最好的饮料。好多老年朋友都喜欢喝茶,但一定记得喝淡茶,浓茶会加重心血管和肾脏负担。高糖类食品和饮料会不知不觉导致摄糖量超标,要尽量限制。

(5)减少食用高糖类食品,如饼干、冰激凌。

(6)减少烹调用糖:科学减糖,重在厨房,可以尝试在烹饪过程中逐渐减少食糖用量,适应和培养清淡口味,从而减少糖的摄入,尝试用辣椒、大蒜等来改善食物风味,以取代糖。

(7)外出就餐时,适量选择含糖量较低的菜。高糖类食品中有很多隐形糖,在加工过程中不但添加了糖还有盐,有些食品吃起来不是很甜,但含糖量却非常高。

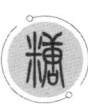

### 专家支招

肌肉衰减是老年朋友普遍面临的问题，有人担心减糖会导致肌肉流失。正确的减糖饮食是在控制糖分的同时，摄入足量蛋白质食物。老年朋友可以每天补充1～2勺（10～20克）乳清蛋白粉，以提升优质蛋白摄入量。同时要配合中等强度的运动。这样减糖不仅不会导致肌肉流失，反而能让肌肉更加紧致。

（张丽岩）

## 37. 中年人如何减糖

### 生活实例

钱先生是一家企业的高管，人到中年，事业有成，由于工作需要经常应酬，不知不觉中已经渐渐

地挺起了"将军肚"。家人担心其身体的健康,督促他去医院体检。结果不出所料,血糖指标亮起了红灯。医生告诉他要注意减糖。

人到中年,知识仍在积累增长,经验日益丰富,然而人体生理功能却在不知不觉中下降。这是中年人普遍存在的身心特点。压力大、应酬多、生活条件好、生理功能下降等因素,会不知不觉导致摄入糖超标。尤其对于那些喜欢吃甜食或者有糖尿病家族史的健康中年人来说,科学减糖除了能预防糖尿病,还能减少脂肪肝、肥胖、高血压、心脏病等问题的发生。那么,中年人该如何减糖呢?

## 减糖原则

(1)《中国居民膳食指南(2022)》推荐,成年人每人每天添加糖摄入量不超过50克,最好控制在25克以下,糖摄入量应控制在总热量摄入的10%以下。

（2）有糖瘾者要适时分散对糖的渴望。

（3）减少有添加糖的食品的摄入，比如饼干、冰激凌、巧克力、糖果、糕点、蜜饯、果酱等。

（4）多在家吃饭，烹调过程减少添加糖，或适量使用代糖烹饪。

（5）在外就餐、外出游玩或叫外卖时更要注意控制添加糖摄入，少吃甜味重的菜肴。

（6）用白开水或淡茶水代替饮料。

## 具体减糖方法

（1）家庭烹饪过程少放糖，尝试用辣椒、大蒜、醋和胡椒等为食物提味以取代糖，减少味蕾对甜味的关注。烹调离不开糖时可以选择代糖调味剂，比如赤藓糖醇、低聚果糖甜味剂、木糖醇制剂等来替代，减少热量和糖的摄入。最好准备一个食物秤，做到定量添加糖，不超标。

（2）甜瘾难以控制时候，如果一份水果就能起到替代作用，可吃一些低糖、有益的水果，如草莓、蓝莓和火龙果等。

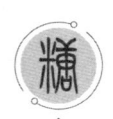

（3）要学会查看食品标签中的营养成分表，选择碳水化合物或糖含量低的饮料，糖含量≥11.5克/100毫升属于高糖饮料，注意隐形糖。如果白糖、砂糖、蔗糖、果糖等字眼排在成分中前几名的食品，就一定要少买，甚至不买。

（4）当喜食甜食的人们直接面对甜食时，很难控制住吃的欲望。可以让家人把它们藏到看不到的地方或者转移注意力，把精力投入另外一件事中去，让自己忙活起来，抵抗甜食的诱惑。糕点、甜点、冷饮等甜品一定要少吃，或者选择用代糖加工的甜品。

（5）尽量做到少喝或不喝含糖饮料，更不能用饮料替代饮用水。不喜欢白开水的味道，可以喝淡茶水。一般茶叶和水的比例：红茶，1∶40；绿茶，1∶50；白/黑茶，1∶20；乌龙茶1∶15，低于这个标准的则为淡茶。

**专家支招**

有些中年人不知道该怎样制订一个自己能承受的减糖计划。可以准许自己每周只吃一次甜食,或是限定自己对糖分的摄取额度,每天只能食用一定量的糖。这样做既能减轻压力,又能满足期待。一段时间以后可以对计划的频次和量做适当调整,直至符合膳食指南标准。

还有些人减糖饮食期间会便秘,怀疑是肠道环境变糟了,其实不然。肠道里有100万亿个肠道细菌,形成各自的菌群。这些细菌以人类吃下去的食物为食,饮食结构不同了,菌群也在不断变化。所以可能会出现便秘的现象,在这期间建议多补充膳食纤维、水分和适量油脂,可起到润滑作用,帮助排便。继续一段时间之后,菌群习惯新的饮食结构,就不会便秘了。

(张丽岩)

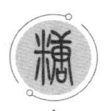

## 38. 小孩子如何减糖

**生活实例**

孩子:"外婆,我有点饿了,想吃粒糖,妈妈不同意。"

外婆:"你看她整天蹦蹦跳跳,消耗很大的,吃点糖补充一下热量吧。"

妈妈:"补充热量有很多方式,不一定要吃糖,糖吃得太多会蛀牙、会变胖。"

日常生活中,无论是小孩还是成年人,往往都很难抗拒甜食的诱惑。高糖饮食给人们带来许多疾病隐患,长期糖类摄入过量与龋齿、超重肥胖、糖尿病等有一定的关联。对于儿童,过多的糖还会抑制垂体分泌生长激素,影响生长发育,高糖也已成为近视的危险因素之一。随着健康意识不断提升，人们逐渐认识到过度摄取糖的危害，给小孩子减糖在全球范围内成为潮流。

但是儿童食品处处充满"糖"的诱惑，孩子如何抵抗甜食的诱惑？

## 加强孩子的减糖知识教育

儿童处在生长发育的关键期，对糖的健康知识的知晓程度直接关系到他们的减糖行为。减少含糖食品、含糖饮料摄入量的良好行为习惯的形成，是由减糖知识水平的提升到减糖态度的改变，再到减糖行为转变的过程。因此，知晓减糖知识是减糖行为改变的基础。对学龄儿童，应积极开展各种形式的营养健康教育和行为干预。要多渠道、多形式地加大减糖宣传力度，提高减糖知识的知晓度，增强儿童的自我保健意识，倡导健康生活方式，促使其形成健康的生活习惯和卫生习惯。

## 家庭、学校"两手抓"

减糖,家庭学校都要动起来。对于在幼儿园或学校解决午餐的学龄儿童,要从幼儿园或学校的食堂入手减糖,对于减少孩子对高糖食品的依赖、养成良好饮食习惯有重要意义。学校之外,家庭则是减糖"重地"。不少家长由于缺乏健康常识,既不向孩子传授健康的饮食常识,也缺乏对孩子糖摄入量的控制。只有家庭与学校"两手抓"减糖,既培养良好减糖饮食习惯又重视家庭减糖健康教育,儿童健康才更有保障。

## 厨房是家庭减糖的"阵地"

家长在家做饭菜时,应有意识地控制用糖,如磨豆浆、煮粥或炒菜时应少加糖或不加糖。还要注意厨房中的"隐形糖",如沙拉酱、番茄酱、甜面酱、果酱等含糖酱料,应控制用量。对于一时难以控制甜食喜好的孩子,可在烹饪时巧用少量水果为菜品带来香甜的口味,从而减少糖的使用;也可酌情短期使用木糖醇、赤藓糖醇等甜味剂来代替糖;或尝试用酱油、醋等为食物提味,以替代糖,减少孩子味蕾对甜味的关注,逐渐脱离糖的诱惑。

### 向含糖零食说"不"

减糖除了杜绝糖果等纯糖制品类的零食外,还需要注意控制含糖零食的摄入,如中西式糕点、含糖饼干、膨化食品、含糖巧克力、含糖山楂制品、雪糕等。尤其是一些薯片、虾条等高热量的食物,可是"隐形糖"最大的藏匿者。还有常见的黑芝麻糊、核桃粉、红豆薏仁粉、藕粉等速冲粉糊,为提升口感,也会加入不少糖,因此最好少吃或不吃。

### 饮品的选择

日常生活中应该多喝白开水,不喝或少喝含糖饮料,更不能用饮料来代替饮用水。对于依赖含糖饮料、难以控制的孩子,可以在水中加入1~

2片新鲜的柠檬片或3~4片薄荷叶等,增加水的色彩和味道;也可以自制一些传统饮品,如酸梅汤、绿豆汤等,切记不要添加糖。新鲜水果建议整颗食用,若非要喝果汁,则选择自制鲜榨果汁,同时放入胡萝卜、西红柿、黄瓜等蔬菜,以减少水果用量,一定不要添加糖。减少游离糖的摄入,做到既美味又健康。

## 合理选用奶制品

《中国居民膳食指南(2022)》推荐吃各种各样的奶制品。牛奶中含有的天然糖是乳糖,平均含量约为4.8%,含量变化很小,几乎没有甜味。对于控糖孩子,建议选择鲜牛奶、纯牛奶或无添加糖的酸奶及奶制品。另外乳饮料不是奶,例如备受大家推崇的乳酸菌饮料,是以鲜乳或乳制品为原料,在经乳酸菌类培养发酵制得的乳液中加入水、糖液等调制而成。因其含有对肠道有益的益生菌,备受推崇,但它的含糖量也比较高,建议每天喝100毫升即可,或选择无糖乳酸菌饮料。

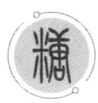

### 会挑会选,会看标签

作为家长,购买食品时要学会看预包装食品上的食品标签。标签上,每种食物成分都是按含量多少进行排序,配料表中的食物排名越靠后,表示含量越低。所以,糖的排名越靠后则表示含糖量越低。配料表上有葡萄糖、蔗糖、白砂糖、麦芽糖、果葡糖浆等,就提示添加了糖。学会看食品标签,就可多选择低糖或无糖食品。

(孙 娟)

## 39. 找到减糖助手:食品标签

**生活实例**

随着食品工业化的迅猛发展,预包装食品在各大卖场琳琅满目,逛超市选食品也从"选择"升

级到了"选对"。老洪两口子这天去超市买面包。老洪在面包货架前说："看这两种都是全麦面包，买哪个好呢？"他老伴连忙说："你看看外包装的反面，里面有配料表和营养成分表。"

平时我们购买带有包装袋的这类产品，如薯片、饼干、糖果、饮料等都属于预包装食品。这些预包装食品的外包装上除了有吸引人眼球的食品名称和产品图案外，在其背面或侧面都会印有一些文字说明和图表，这些内容统称为食物标签，其中与健康最为相关的就要数"配料表"和"营养成分表"了。

研究显示，大多数居民在选购产品时，更多关注生产日期、保质期和贮存条件等信息，对于产品的配料表和营养成分表的了解程度相对较低。只有一些对健康关注度较高的人群，在对比同类产品时会阅读配料表及营养成分表。因此，有必要让更多的人了解食品营养标签存在的价值。

通过阅读配料表，可以了解该预包装食物主要的原料有哪些，防腐剂及添加剂的使用情况如何等。而营养成分表则可以全面了解营养素的含量和构成比例,从而使消费者在选购食品时做出正确的选择,不被广告词所"迷惑"。

关于配料表,掌握一个原则:含量越高的成分,排位越靠前。比如自认为没有额外添加糖的食品,通过查阅包装上的配料表,很有可能会发现"偷偷"添加了白砂糖或其他不同类型的甜味剂。

根据《预包装食品营养标签通则》(GB 28050 - 2011),在营养成分表里必须标示 4 种核心营养成分(蛋白质、脂肪、碳水化合物、钠)+ 热量的含量以及其分别占人体一天所需营养素的百分比(NRV%)。

当我们想要选择号称无糖、低糖和减糖产品时,达标条件是这样的:①无糖:含糖量＜0.5 克/100 克固体或 100 毫升液体。②低糖:含糖量＜5 克/100 克固体或 100 毫升液体。③减糖:比同类产品的糖含量降低至少 25%。因此,不能光看包装上标示的"无糖"或"无蔗糖"等词语,还应注意营养成分表中碳水化合物或者糖这一栏中每 100

克或100毫升的含量是否符合相关规定。

专家支招

　　相信了解了有关食物标签的一些基本知识后,想要挑选出含糖量较低的食物就不再是难事了,可以通过如下步骤进行判断。

　　首先,阅读配料表,配料表中最好不要出现精制糖。精制糖像变色龙,有很多"外衣"需要我们学会识别,如蔗糖、白砂糖、葡萄糖、果葡糖浆、麦芽糖浆、玉米糖浆、龙舌兰糖浆、玉米固体糖浆等。

　　其次,对于广告词中的低糖或者"0糖"产品,还要进一步看一下营养成分表。如果糖含量的范围在国家标准内,可以视作减糖产品。但是糖含量低不代表不含糖,如果摄入过量,也会对健康产生一定的影响。

（刘海丽）

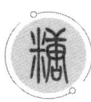

## 40. 点外卖怎样减糖

**生活实例**

手里揣着营养师量身定制的健康饮食方案,小李默默地嘀咕了一句:"嗯,这个方案可不适合我,我没有时间在家买菜烧饭,只能点外卖,怎么办?"虽然我们提倡在家吃饭,但对于有繁忙工作在身的人来说,每顿饭都自己做不现实。其实,营养师也吃外卖,但是和你选择的不太一样。

点外卖确实很方便,但不容易保证充足的营养。从食物选择、膳食搭配和合理使用调味品这些方面来说,外卖存在三个主要问题:第一,主食偏多。比如,米线、盖浇饭、面条等,血糖生成指数(GI)高的精制主食多。第二,蔬菜非常少。肉眼可见的绿叶蔬菜常常不会超过五根,膳食纤维离目标摄入

二、减糖更健康

量远远不够。第三,口味重,油多、盐多和糖多。除重油重盐、膳食结构不合理之外,卫生也是问题。大家或多或少都有吃了外卖不舒服、拉肚子的经历。

## 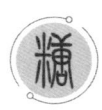 健康吃外卖的3个小贴士

(1)烹饪方法:多选择蒸煮,少选择煎炸。可以点一些蒸、煮、白灼的菜;炒和烤也是相对健康的做法,注意少放酱汁就可以,或让店家把酱汁分开装。同时,也可以在吃之前倒一杯水,涮一下油。

(2)主食、荤菜、蔬菜都要有。荤素搭配,才是均衡合理的一餐。选择食材比较丰富的外卖品种,避免只有淀粉,而荤菜和蔬菜都很少的那些。

(3)额外加份菜,少吃一口饭。套餐里的饭或其他主食,不要都吃完,吃个大半碗就行了;再额外点1~2份的蔬菜,比如加一份蔬菜沙拉,清炒一份青菜,吃一根黄瓜或番茄等。实在条件有限,中午吃不够蔬菜的量,也一定记得晚餐在家里补足蔬菜量。需要注意的是,莲藕、土豆、芋头、南瓜、山药、红薯等富含淀粉的蔬菜,都应当做主食。

### 怎样选择外卖才能健康减糖

(1) 外卖"优等生"——各种轻食和健康餐：优点在于食材丰富且新鲜，鱼虾、鸡胸脯肉和瘦牛肉居多，还搭配五谷杂粮，热量远低于普通外卖，含糖量低，营养价值比较高。缺点在于价格略高，沙拉类的卫生存在隐患。值得注意的是，点餐时应避开有培根、火腿等有加工肉类的品种。

(2) 外卖"普通生"——馄饨、饺子、麻辣烫以及石锅拌饭：这类食物的烹调方式多为蒸煮，可避免重油的问题，相对保持食物本身的样子。但是，主食过于精细，含糖量高，宜少吃。

(3) 选择无糖的饮品，还有不花钱的白开水。

### 专家支招

以下外卖餐点相对健康。打开外卖软件，一起来选一下。

面食粥点：牛肉拉面＋炒卷心菜；生滚鱼片粥＋小青菜。

简食便当：荠菜鲜肉馄饨；香菇鸡腿饭＋

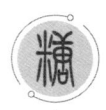

小番茄；玉米猪肉饺子+凉拌黑木耳。

日韩料理：秋葵牛肉饭+蔬菜沙拉；石锅拌饭+大酱汤。

轻食西餐：香煎三文鱼沙拉+全麦面包；番茄肉酱意大利面+蔬菜沙拉。

地方菜系：鲜虾肠粉+白灼芥蓝；菠萝炒饭+腐乳空心菜。

汉堡匹萨：匹萨1～2片+蔬菜沙拉；鸡腿堡+鲜蔬杯。

（屠越华）

## 41. 过分减糖对身体有哪些损害

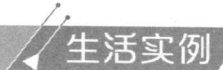

目前，很多年轻人意识到糖的过度摄入对健

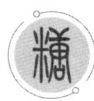

康有害,也在用各种各样的方法限制糖的摄入,比如轻断食。但是,有时候"限制"过猛,一不小心就变成了"禁止"。一位来咨询减重的肥胖者说:"我已经完全不喝含糖饮料,也不吃主食了,但还是瘦不下来,怎么办?"不喝含糖饮料是"减糖"行为,而不吃主食已经超出了"减糖"的范围了,这是过分减糖了!

糖是有双面性的,食物的甜味是"快乐使者",也提供人类所需的热量。随着营养意识的提升,大多数人喜欢甜味,但又希望控制糖分的摄入。也有少部分人会陷入谈"糖"色变的误区,比如把富含碳水化合物的米饭、面条或者土豆等主食统统拒之门外。

### 过分减糖有危害

主食很重要! 它提供的碳水化合物是身体重要的热量来源,人一天所需的热量50%～65%是由碳水化合物提供的。它有饱腹以及给大脑供能

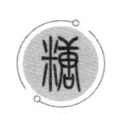

的作用,没有摄入足够的碳水化合物,会导致头晕、易疲劳、情绪不稳定、记忆力下降,女性还可能出现月经紊乱的问题。

如果不吃主食,将会有不理想的减重(体重减轻,但减掉的并不是脂肪,大部分是身体的水分)、患上"酮流感"(供能方式突然改变,维生素、矿物质等营养素缺乏,出现头痛、脑雾、疲劳、易怒、恶心、睡眠困难、胃肠不适、虚弱无力、活力下降和心跳异常等)、便秘腹胀、口臭、肝肾问题(肝功能受损、肾结石等)、心血管问题、肌肉减少和低血糖等。

其实,大家只需做到正确识别"添加糖""游离糖",合理"减糖",而不是不吃糖。

世界卫生组织建议少吃的"糖",是指制作食品时添加的各种糖,以及蜂蜜、果汁。红糖、黑糖、冰糖、麦芽糖、果葡糖浆、玉米糖浆、浓缩果汁、果酱……加了这些糖的食物,不管它是否另外还标示着"高蛋白、零脂肪",都要纳入控制范围。

## 不能彻底不吃主食

我们的目标并不是彻底不吃米面食，而是减少精制谷物，增加全谷物（包括完整的胚乳、胚芽和麸皮）、杂豆（包括红豆、芸豆、蚕豆、豌豆、小扁豆、鹰嘴豆、豇豆等）和薯类（包括土豆、红薯、南瓜、芋头、山药等）的比例，也就是常说的"增加一点粗粮"。

粗粮和细粮相比有这些优点：提供碳水化合物的同时，还能提供更多的维生素、矿物质和其他有益成分；富含膳食纤维，饱腹感强；有助于维护健康肠道生态；对血糖的影响小。

需要注意的是，薯类食物兼具主食和蔬菜的特性，含较多淀粉，但经常被当作"菜"吃，而且因为加了油、盐，甚至糖，变得不太健康，比如拔丝土豆、芋泥奶茶。

另外，像油条、油饼、炒饭、炸薯条、甜面包、酥皮面包等高油、高糖的主食，要少吃。因为它们通常热量密度高，营养密度低；对血糖影响大；饱腹

感差,容易吃多,导致热量超标。

《中国居民膳食指南(2022)》推荐我们每天吃50～100克的薯类,200～300克的谷类,其中包含50～100克全谷物和杂豆。即便是减肥期间,最低限度也要吃到120克的碳水化合物,不推荐长期采用极低碳水化合物饮食,否则容易发生代谢紊乱。

(屠越华)